感染症と免疫力

腸内細菌博士が教える新型コロナ予防法

藤田紘一郎

JN111771

ワニブックス
PLUS新書

はじめに

今、情報は世界中にすさまじいスピードで伝わり、状況は刻々と変わっていきます。

私がこの本を書いているのは、2020年11月。本書が出版され、みなさんの手元に届くころには、ここに書いた情報がひっくり返されているかもしれません。

それでも、どうしても書きたいことがありました。

現在、日本は新型コロナウイルスの第3波を迎えた、と騒がれています。

東京では新規感染者が日々500人を超え、全国でも1日の感染発表としては最多の2000人以上を記録し続けています。

この先、どうなっていくのか先行きの見えない状況に、強い不安を覚えている人は多いでしょう。

しかし、新規感染者の急増に不安を感じる必要はない、と私は思っています。

日本人にとって、新型コロナの病原性は、大きな脅威にならないと考えられるからです。このことを1日も早くみなさんに伝えたかったのです。

その根拠は、本文にて詳しく説明します。ただ、この先、欧米のように年間で数万から数十万人もが命を失うようなことは起こらないでしょう。

実際、日本での死者は、累計2601人（2020年12月15日現在）です。

比べて、季節性のインフルエンザでは年間で約3000人が亡くなっています。これは、インフルエンザウイルス感染が直接の死亡原因になった人の数で、感染によって慢性疾患が悪化して死亡した人の数を含めれば約1万人になります。前述の新型コロナの死者数も、それに該当します。つまり、日本での新型コロナの死亡率は、季節性インフルエンザの5分の1程度ということです。

この事実がわかっているというのに、いまだに日本では新規感染者の数を毎日報道します。なぜでしょうか。それは、このコロナウイルスが「新型」だからです。

本来、コロナウイルスというと、私たちがよくかかる「風邪」の原因ウイルスで、インフルエンザやライノウイルスとともに、ごくふつうに見られるウイルスです。動物のなかにもすんでいます。その動物のコロナウイルスが変異し、人に感染するようになった新種が、今回私たちのもとに現れた新型コロナです。

新型のウイルスに私たちが注意しなければいけないのには、2つの理由があります。

1つめは、人類が初めて遭遇した病原体に対して、人は免疫を持っていないことです。免疫については本文にて詳しくお話ししますが、免疫とは一言でいえば「人体に備わった防御システム」です。

このシステムには、外から侵入してくる病原体に特異的にくっつき、無力化する「抗体」をつくる機能があります。病原体それぞれに効果的で強力な〝武器〟を生成する力を、私たちは持っています。

ただし、初めて遭遇する病原体に対しては、抗体をつくるまでに日数がかかります。そのため感染してしまうと、抗体がないために重症化しやすくなる、というのが1つめの理由です。

2つめは、新しい感染症に対しては、治療法が確立していないことです。そこで、多くの症例が集まっていくまで、治療を手探りで行っていくことになります。そのぶん、適切な処置が遅くなり、手遅れになりやすくなります。

新型コロナでは重症化すると、深刻な呼吸器疾患を引き起こし、悪化すれば死にいたります。入院し、苦しい思いをされた人たちの体験談がたびたび報道されるので、「新型コロナはキケン」とのイメージを強くもっている人も多いでしょう。


では、ここで改めて2つの理由について考えてみます。

1つめの「新型ウイルスに対しては、人類は抗体を持っていないので重症化しやすい」という点についてです。

新型コロナの拡大が始まった時期は、諸説出てきていますが、2019年末と考えても、約1年が経ちました。世界中の研究者から報告が集まり、多くのことがわかってきています。そこには、「重症化を防ぐには、何が必要か」ということも含まれます。

一言でいえば、「自然免疫を高める」ということです。自然免疫力が高い人は、たとえ感染しても、無症状か軽症であることがわかってきているのです。

自然免疫は生まれながらに備わった免疫システムで、たえず活動しています。病原体を倒すまで、抗体のように時間を必要としないのです。

ただし、その働き方は、人によってまるで強さが異なります。重要なのは、幼いころの感染経験や養育環境、現在の食事や生活環境、睡眠、ストレスの状態。そして、持病の有無や年齢です。これによって、働きが強くもなれば、弱くもなる、という性質を持っています。

つまり、自然免疫は、今日からの生活を変えていくことで、自分の力で強化していくことができます。持病がある人、高齢者は、感染すると重症化しやすいのは、自然免疫力がもともと低下しているからです。それならばなおのこと、自然免疫力を高める努力をしていきましょう。

２つめの理由「治療法が確立していない」という点について考えます。

新型コロナ拡大から約1年が過ぎ、世界では大勢の人が重症化し、亡くなられました。本当に悲しいことですが、一方で、効果的な治療法がわかりつつあります。

新型コロナ感染症が重症化する経緯が明らかになり、それにともなって、重症化した際にどのような薬を使えば改善するのかがわかってきているのです。

これは、とても明るいニュースといえるでしょう。

それでは、もう一度改めて考えてみてください。

私たちはなぜ、これほどまでに新型コロナにおびえているのでしょうか。

新型コロナのために、多くのことを自粛し、制限され、窮屈な思いを抱えて生活しなければいけないのは、どうしてなのでしょうか。

感染症は、たとえ感染しても重症化しなければ、命にも健康にもなんの問題もありません。重症患者に対する効果的な治療法も明らかになってきています。

これ以上、私たちは何に不安を覚える必要があるのですか。

私の専攻は感染免疫学です。コレラや病原性大腸菌、ＡＬＴウイルス、トキソプラズマからフィラリア、回虫にいたる数々の病原微生物を研究してきました。研究対象は、これらの微生物が起こす病気、すなわち感染症についてです。

アフリカや中南米では、昆虫が媒介するマラリアやフィラリアのフィールド調査もしました。東南アジアでは、飲料水が媒介するアメーバ赤痢や流行性肝炎などの疫学調査をしました。こうした調査のために、世界の発展途上国を中心に70カ国以上を回りました。

私自身、各国を回っているうちに、いろいろな感染症にかかりました。マラリア、腸チフス、おそらくコレラにもかかったと思います。パキスタンのカラチでは、いわゆる「カラチ腹」にもなりました。一晩中、トイレに座りっぱなしの状態で、腹痛に泣いたことは忘れもしません。でも、今も元気に生きています。

多くの感染症を研究し、また感染症にかかった人たちを治療してきた経験から考えても、新型コロナは、感染力は強いものの、病原性はそれほど強くありません。だからこそ、今後も感染者は増加し続けます。でも、そのほとんどは無症状か、発症しても一般的な風邪の症状程度です。

死者数は欧米のように急激には増えないはずです。日本人には、自然免疫が高い理由があるからです。欧米で起こっている状況と、日本での状況を同じように受け止めないことです。

この事実に目を向けてください。ここを受け止めておくと、日々流されてくる情報に一喜一憂し、新型コロナに対して偏見を持つようなことがなくなります。

たしかに、未知の病原体による新しい病気が流行し、死者も報告されると、こうした情報に人々が恐怖を抱くのは不思議なことではありません。社会的には、感染拡大を防ぐ措置をとることも必要になります。

しかし、病気はあくまでも病気です。病気にかかっているのは人間です。感染する可能性はすべての人間にあります。たとえ、マスクをし、手洗いや消毒を熱心にしていたとしても、それで100パーセント防御できるわけではありません。感染症は、「不用心だから、意識が低いから、かかる」というものでは決してないし、「責任感の低さ」というような言葉を絶対に当てはめてよい病気ではないのです。

感染の拡大を阻止するために一時的に患者の行動を制限することはあっても、患者が不当な差別や偏見にさらされるようなことがあってはならない、ということです。

ハンセン病やエイズで学んできたこのようなことを、私たちが忘れているとするならば、そのほうが新型コロナより恐ろしい「社会の病」となります。

実際、この社会の病はすでに蔓延し、感染した人が差別やいじめやいやがらせや批判の的にされる、ということが起こってきています。私は新型コロナより、こちらのほうがよほど怖いと思います。

だからこそ、私たちは感染症と自分自身に備わった免疫力について、正しい知識を持たなければいけません。社会の病は、いつだって正しい知識が行き届かないところから生まれるのです。

そこで本書では、感染症と私たちの免疫のしくみ、そして感染症に強い体をつくるためにはどうするとよいかについて、お伝えしていこうと思います。

２０２０年12月　藤田紘一郎

目次

第2章 新型コロナウイルスと自然免疫

第5章　免疫力の7割は腸で決まる

第1章

感染症と自然免疫の力

新たな事実を積み重ねて、実態は明らかになっていく

過去、人類最大の病苦は感染症でした。

人は長らく、そのことを忘れていました。その記憶を呼び覚まさせたものこそ、2019年の年末に中国武漢市で発生したと報道され、2020年に燎原の火のごとく世界に広がった新型コロナウイルス感染症（COVID-19）でしょう。

ところが、2019年9月ごろには、イタリアでウイルスがすでに拡散していたという研究結果が、2020年11月に発表されました。

2019年9月から2020年3月までの肺がん検査を受けた959人のサンプルを調べたところ、11・6パーセントが抗体を持っていたとわかったのです。抗体は、2019年9月に採取された複数のサンプルからも見つかりました。

イタリアは、ヨーロッパで最初に爆発的に広がったとされる国です。その国のなかで、感染者が初めて確認されたのは2020年2月下旬とされていました。しかし実は、そ

れよりかなり以前から、ウイルスは世界中に広がっていたことになります。

この報道に驚いた人は多かったでしょう。

ただ、この研究だけでは、実際の発生源がどこか、本当はいつごろから発生したのか、中国武漢より先にどの程度まで世界に広がっていたのか、という事実はわかりません。実際の発生源がヨーロッパだったのか、それとも本当に中国だったのかなどは、これからの研究報告を待つ必要があります。

そうやって今後も、新たな事実がだんだんと報告され、ＣＯＶＩＤ－19という病気の実態が明らかになっていくでしょう。

私たちは、報道される情報の一つ一つに振り回されることなく、正しく理解し、自ら情報をとりそろえ、注意深く観察していく必要があります。感染症に対しては、それが「社会の病」を生み出さないために大切となります。

パンデミックは20年近く前から予測されていた

新型コロナが世界中で流行するだいぶ以前から、「Emerging and Re-emerging Infectious Diseases」という言葉をよく聞くようになっていました。

1995年にWHO（世界保健機関）の年次報告では、その概念が提唱され、感染症対策に新たな対応が求められました。旧厚生省は、それを「新興・再興感染症」と訳しました。新型コロナウイルスは、新興感染症の一つになります。

実は、そこからさかのぼること2年前、WHOは米国の科学者たちと協議していました。

最近になって新しく出現、あるいは再出現した感染症が数多いということ。

感染症に対し、世界全体が弱体であるということ。

この2つが指摘されていたのです。

そして、世界規模での感染症の流行に対して、感染源、感染経路の解明も含めて、対策の急務が訴えられました。今回の新型コロナウイルス感染の拡大によって私たちが身をもって感じた世界的な対策の必要性は、実は20年近くも前から議論されていたことだったのです。

専門家の間では、近い将来に新興感染症が世界に広がることになるだろう、と危機感が広がっていました。しかし、その深刻性は、世界のほとんどの人に伝わらないまま、今回の新型コロナの世界的大流行（パンデミック）を迎えてしまった、ということになります。

「忘れてしまう」ことの害

なぜ、「感染症は人類最大の病苦である」という重大な事実を、私たちは忘れていたのでしょうか。

感染症は、人類誕生のときから第二次世界大戦後も猛威をふるい続け、多くの命を奪い続けてきました。しかし戦後、ワクチンや抗生物質など数々の薬品が開発されたことで、先進国では感染症が激減しました。一時は近代医学の力をもってすれば感染症を制圧できるかのように感じられるほどの成果でした。

その極めつけといえるのが、1980年に行われたWHOの「天然痘根絶」という宣言です。有史以来、人類に大きな被害をもたらしてきた天然痘が、地球上から消えたのです。これは、微生物学がもたらした最大の成果と、世界が称賛したのでした。

続いて、ポリオ（小児麻痺）や麻疹（はしか）などの根絶計画が進みました。

そうした流れが「近代医学の力があれば感染症を克服できる」という幻想を、人々に抱かせるに至ったのです。

反面、高度経済成長期、赤痢や回虫などの感染症を激減させた日本では、感染症の研究が軽視されるようになりました。患者数が少なければ、回されてくる研究費も減り続けます。微生物学や寄生虫学教室は、大学医学部から次々に姿を消しました。

今、日本には、感染症に対して、「役立つ情報」が普及していません。それを証拠に感染症予防というと、「マスク、手洗い、消毒」の3つがいつも叫ばれます。これらは、病原体を体に入れない「水際作戦」にすぎず、入ったあとの対策ではありません。

それは、日本の医学界が感染症への戦略や興味を失って久しいことの表れであり、感染症について正確な知識をもって言及できる医師がきわめて少ないためだとも考えられるのです。

「感染症の制圧」は幻想にすぎない

感染症は決して地球上から消えることはありません。

ひとまず去っても、また静かに入り込んできて、人間社会に大混乱を巻き起こします。感染症はどんなに医学が発展しても、決して制圧できる病気ではないのです。

事実、天然痘根絶宣言が出された翌年の1981年には、新しい感染症「エイズ」が突然に現れて、アメリカ合衆国というもっとも近代化された国の人々を襲い、世界に広がりました。

さらにアメリカには、1989年、フィリピンから輸入されたカニクイザルからエボラウイルスが侵入し、大混乱をきたしました。

1993年には再びアメリカで、ハンタウイルス肺症候群が突然出現しました。前述した、WHOと米国の科学者たちとの緊急会議は、アメリカ国内での新たな感染症の発生という事実を踏まえたものだったのです。

その協議の直後にも、世界では新たな病原体の出現が続きました。

1994年にはオーストラリアでウマモービリ（ヘンドラ）ウイルスが発見されています。同年にブラジルでは出血熱が起こりました。原因は、新しい病原体のサビアウイルスであることが認められています。

こうした新たな感染症が相次ぐなかで、WHOが1995年の年次報告にて、「新興・再興感染症」という概念を提唱するに至ったのでした。

実際、そこに至るまでのわずか20年の間に、エイズ、エボラ出血熱、O157感染症、レジオネラ症、クロイツフェルト・ヤコブ病（狂牛病）、C型肝炎など30種類以上の新しい感染症が次から次へと地球上に現れていたのです。

しかも、それだけではありませんでした。

過去に制圧されたはずの結核、コレラ、ジフテリア、ペスト、サルモネラ症、百日咳、狂犬病、マラリア、デング熱、劇症型溶血性レンサ球菌感染症などが、世界中で急に再燃してきています。いわゆる「再興感染症」です。

かつて猛威をふるい、人類が打ち勝ったと思っていた感染症も、地球上から消滅したわけではなかったのです。

結核と新型コロナ、どちらが危険か

日本人がかつて、もっとも恐れた感染症といえば、結核でしょう。

第二次世界大戦以前は、明治・大正を通じて死亡原因の約10パーセントを占めていました。10人に１人が死ぬほど、日本人にとって結核は身近で恐ろしい病気でした。昭和に入るとさらに死亡者を増やし、大戦中は14パーセントにも上りました。

こうしたことから、結核は「死の病」「亡国病」と恐れられ、わが国の死因１位であり続けたのです。

しかし、ＢＣＧという予防ワクチンや、ストレプトマイシンなど有効な抗結核薬が次々に開発され、世界的に使用されるようになりました。これによって、先進国の結核患者はめざましく減少していったのです。

1970年代には、日本をはじめ世界の先進国の結核は、遠からず根絶されるものと予想されました。

ところが1985年ごろから、アメリカで結核が増えはじめました。結核の制圧が間近だったはずの日本やヨーロッパでも、一部の国を除いて増加に転じました。

そして1993年、WHOは「世界結核非常事態宣言」を出したのです。日本でも、1999年に旧厚生省が「結核緊急事態」を宣言するに至っています。

それでも多くの人は、結核を「過去の病気」と考えているでしょう。

しかし実際には、世界の死亡原因の10位に入る現代の病気なのです。

毎年、世界では約1000万人が新たに結核を発症し、約150万人が命を失っています。

日本では、約1万8000人が発症し、約1900人が亡くなっています。単純に計算して、1日に49人が新たな患者になり、5人が命を落としていることになるのです。

これに対して新型コロナは、私がこの原稿を書いている現時点（11月20日）で、感染者の総数は12万５２６７人になり、死亡者数は１９４３人です。

死亡率を比べれば、結核のほうがはるかにリスクの高い病気であるとわかります。ところが、新型コロナの報道は毎日繰り返されますが、結核についてはまったく問われません。

結核という病気を引き起こす細菌も、新型コロナと同じく、どこにいるのかわかりません。そうして、私たちの気づかないまま今も静かに感染者を増やしているのです。

感染症はもともと風土病だった

なぜ今、新たな病原体やいったん制圧されたと思われていた再興の病原体が、人類を襲ってきているのでしょうか。

地球上に幾度となく蔓延し、人命を奪ってきた感染症の多くは、もともとは特定の地域の風土病だったのです。

新型コロナウイルスとほかの感染症の比較

	新型コロナウィルス肺炎（COVID-19）	重症急性呼吸器症候群（SARS）	中東呼吸器症候群（MERS）	季節性インフルエンザ
症状	高熱や肺炎など	高熱や肺炎、下痢など	高熱や肺炎、腎炎、下痢など	高熱、頭痛、関節痛など
感染源	コウモリ？	コウモリ	ヒトコブラクダ	ヒト
感染者数	5900万人（世界※2020年11月）	約8000人（世界※2002～2003年）	約2500人（世界※2012年～）	年間約1000万人（日本）
潜伏期間	1～12.5日	2～10日	2～14日	1～3日
致死率	約2%	約10%	約34%	約0.1%（日本）
流行地域	中国・ヨーロッパ諸国・アメリカ・アジアほか全域	中国や台湾・カナダ・シンガポールなど	アラビア半島とその周辺	世界各地

たとえば、江戸時代、鎖国中の日本に入り込み、人々を震え上がらせたコレラは、インド地方に限局した風土病でした。そのため、この地域の住民は、程度の差こそあれ、コレラに対する免疫を獲得していました。ですから、コレラによって大流行が起こることはなかったのです。

しかし、住民の移動や、ほかの地域から人々が入り込むなど、交通手段の発達によって、病原体がほかの地域に運ばれると、大変なことが起こります。免疫を持たない人たちの間では感染症は大流行を起こしやすく、場合によっては多くの人命を奪うことになってしまうのです。

しかも現代は、地球の温暖化によって病原体の生態系に変化が生じ、微生物たちの変異が誘導されやすい状況にあります。それによって新たな微生物が出現し、人類を襲うようになったら、どうなるでしょうか。

新しく出現した微生物には、当然のことながら、人類は誰も免疫を持っていません。こうなると、パンデミック（世界的大流行）が避けられないことになるのです。

交通が極度に発達し、地球温暖化も進む現代、新興・再興の病原体が私たちの生活環境に入り込みやすい状況は、今後、ますます拡大していくことになるでしょう。

コロナウイルスは身近な微生物

新型コロナも、人類が免疫を持っていない新興のウイルスです。ですが、もともとは、人だけでなく豚や犬、猫などにも見られる身近でありふれたウイルスです。

直径は100〜150ナノメートル（ナノは10億分の1）、太陽のコロナや王冠の形をして、スパイクという特徴的な突起物を持つ、試験管内ではなかなか増殖できないという特徴があります。

感染しても、人も動物も、たいていは呼吸器症が出るくらいで、ふつうはたいした症状を起こしません。

人では、コロナウイルスはライノウイルスなどとともに「風邪症候群」を起こす主要ウイルスの一つとされています。風邪の5〜30パーセントを占め、感染は冬季に多いことが知られています。

低温で乾燥した環境では、コロナウイルスは長く感染性を保ち、新たな感染源を広げていきます。ただし、紫外線やアルコールなどの各種消毒剤では、容易に感染力を失うこともわかっています。

動物では大きな農場や実験動物施設内で、症状の出ない不顕性感染として動物間で感染していきます。鶏では、呼吸器や腎臓、生殖器に障害を与え、産卵率が低下します。犬や猫にも広く感染していて、そのほとんどが不顕性感染です。豚や牛、馬などが感染すると下痢を起こすことがあるとされます。

以前、アメリカでは、急性下痢症の患者の大便からウシコロナウイルスを検出したという報告もありました。コロナウイルスは飛沫ばかりでなく、大便中にも排泄されるようです。

なお、人に感染するコロナウイルスは６種類が知られています。

このうちの４つは、冬季に流行る一般的な風邪の原因ウイルスです。

残りの２つは、２００２年に中国で流行した「重症急性呼吸器症候群（ＳＡＲＳ）」

と、2012年にサウジアラビアで流行した「中東呼吸器症候群（MERS）」です。これらは、もともとは動物にいたコロナウイルスが変異し、人に感染するようになった新種のウイルスです。日本に入ってくることは防がれましたが、海外では多くの人が亡くなっています。

そして今回のコロナウイルスは、人に感染することが確認された7つめのコロナウイルスです。

ウイルスの目的は「殺人」ではない

ウイルスや細菌など微生物に寄生される側の生物を「宿主」といいます。新型コロナにとって、私たち人も宿主の一種です。

宿主には2つのタイプがあります。寄生体と共生関係を築いている「自然宿主」と、寄生体が一時期だけ仮住まいとする「中間宿主」です。

新型コロナの自然宿主は、コウモリだろうと考えられています。何かの野生生物を中間宿主とするなかで、やがて人間に感染するように変異しました。

寄生体は、共生関係を結べている自然宿主の体内では、宿主の健康が維持されている限り、悪いことをしません。むしろ、自然宿主の健康を守るためによい働きをたくさんします。宿主が病気になってしまえば自己の存続が危うくなるので、寄生体にとっても自然宿主の健康は重要なのです。

微生物は、必ずといってよいほど、自分たちが安定して種を存続していける自然宿主を持っています。平穏に暮らせる自然宿主の体内で繁殖をくり返す一方で、宿主の健康を守るために働き続けているのです。

ところが寄生体は、新たな生物の体内に入り込むようになると、困ったことに猛烈な攻撃を始めることが多々あります。生物の生命を奪うほどの病原性を発揮することも起こってきます。

新型コロナも、自然宿主のコウモリの体内にいるときにはおとなしいウイルスで、よい働きをたくさんしていました。しかし、人への感染を始めると、抗体を持たない人類の間でいっきに広がっていったのです。

このとき、私たちの体内に備わる防御システムの免疫も、激しく対抗します。これによって、重い症状が出てきてしまうのです。

しかし、免疫に抵抗され続けている限り、ウイルスは完全に排除されます。あるいは、ウイルスが免疫に勝っても、宿主が死んでしまえば、それ以上仲間を増やすことはできません。

ウイルスがそのことに気づいたとき、毒性をだんだんと弱めるなどして宿主と共生できるよう、自らの遺伝子を変異させていくことになります。

寄生体の目的は生物に「寄生」し、自らの子孫を広げていくこと。その目的とは、すなわち「共生」であり、「殺人」ではないのです。

新興ウイルスの発生は今後もくり返される

新型コロナ感染症のようなパンデミック（世界的大流行）は、もう二度と起こってほしくないと、多くの人は思っているでしょう。

そう願うならば、私たちが行うべきは一つです。

生き方を改めることです。そうでなければ、今後も新興・再興感染症が人類を襲ってくるのは避けられない、と断言できます。やがて新型コロナの存在が問題視されなくなったとしても、新たな病原体が人間社会に入り込んでくるはずです。

その生き方とは、

「地球とは微生物たちのもの。あとからやってきた人類は仮住まいさせてもらっているにすぎない」

と理解するところから始まります。

約40億年前、地球の誕生から約6億年が過ぎたころ、原始地球の表面は海で覆われ、小天体が落下して爆発が起こっていました。海底火山が噴火し、上空では雷鳴がとどろいていました。

これらのエネルギーを使って、アミノ酸や糖、核酸塩基など生命の素材が生まれ、海洋中で複雑に組織化されて、やがて生命が誕生します。そのときに発生した生物とは、1つの細胞だけで生きる単純な微生物でした。その微生物が、人類を含むあらゆる生物の祖先となります。

そんな地球46億年の歴史を1年のカレンダーにまとめてみたいと思います。

地球誕生の日を1月1日とすると、微生物の誕生は3月25日、海中の生物が陸に上がったのが11月20日。人類の登場はというと、ようやく12月31日の午後2時30分になってからです。

つまり、人類はこの地球上にまだ9時間30分しかいない存在なのです。

そうして考えれば、「地球は人類のために存在する」というとらえ方が、いかに誤ったものかわかります。

地球上には、人類よりはるか先にすみついた微生物が、いたるところに存在します。とくに熱帯雨林は、彼らの絶好の棲み家といえるでしょう。とくにウイルスにとって、世代交代がもっともスムーズに行える場所なのです。

熱帯雨林では、約3600種ものウイルスが確認されています。それらのウイルスはそれぞれ、熱帯雨林に豊富に存在する野生動物を自然宿主として世代交代をくり返しています。

ところが、人間は熱帯雨林を開発し、彼らの棲み家の多くを壊してきました。

しかも人は、未知の自然環境に身を置き、未知の動物と接触し、食べるという行動も起こしています。結果、野生動物を自然宿主としてきたウイルスと多く出くわすようになってしまったのです。

つまり、大自然で平穏に暮らしていたウイルスを「殺人ウイルス」に変えてしまうのは、人間の行いであるところが大きいのです。

人間の、なんでも自分中心に考える行動が自然環境を破壊し、新たな病原体を人間社会に招き入れています。

また、人間が引き起こした地球温暖化が、微生物の生態系に変化を起こさせ、新しい微生物の出現をうながしています。

そして、グローバル化によって高度に発達した交通システムが、殺人ウイルスを世界のいたるところに送り込むようになっているということです。

このように、人間が地球でわがもの顔を続けている限り、新たな微生物が人間社会に入り込んできて、パンデミックを引き起こすことは、避けられません。

今回の新型コロナの拡大は、まさにその序の口といえるでしょう。

この悲劇を序章で終わらせるためには、自然破壊や地球温暖化の防止を最優先する、という私たちの生き方そのものを変えるしかないのであり、それができない現世界は、今後も新たな病原体の襲撃を受け入れていくしかないのです。

新たな感染症に出あったとき、命運をわけるもの

人も物も自由に動く国際社会になった現在、恐ろしい伝染病の流行を「対岸の火事」のごとく眺めている、ということは、もはや許される状況にありません。新型コロナは、そのことを私たちに強く知らしめました。

人が動けば病気も動きます。世界中からたくさんの人やいろいろなものがやってくる日本に、アフリカやアジア、南アメリカの奥地から、ある日突然やっかいなウイルスが紛れ込んできても、なんの不思議もない時代を私たちは生きています。

そうした社会で、自分の身を守るために、一個人としては何をすればよいでしょうか。

一つ、重要なことがあります。それは、おのおのが免疫力を鍛えていくことです。

人類が地球上に誕生してから今日まで繁栄してこられたのは、防衛システムである免疫が、非常に強固にうまく働いてきたからです。

そうでなければ、微生物の棲み家である地球上で、細菌やウイルス、寄生虫などにとり囲まれながら、今日まで生き抜いてくることはできなかったでしょう。

では、免疫とはどのようなシステムでしょうか。

私たちの体は、微生物などの外敵から体を守り、病気になるのを防いだり、かかった病気を治したりする力が備わっています。これこそが免疫力です。

具体的には、新型コロナやインフルエンザなどの病原体に対応する一方で、がんやうつ病など心の病気も予防しています。疲労や病気の回復を早めますし、体調が悪くなることも防ぎます。新陳代謝を活発にし、体の機能低下を防ぎ、細胞組織の老化も抑えています。

私たちの体には、人類が誕生してから約７００万年という時をかけ、たくさんの恐ろしい病原体の攻撃に対抗することで進化し、発達してきた、免疫というシステムが備わ

免疫の働き

感染防衛
インフルエンザ、新型コロナなどの病原ウイルスや病原細菌からの感染を予防する

健康維持
疲労回復や、病気などからの回復を助け、ストレスに強い体をつくる

老化予防
新陳代謝を活発にし、機能低下や細胞組織の老化を防ぐ

免疫力を高めると…

○

がんの発生を抑えられる
健康な人の体内でも毎日約5000個発現するがん細胞を攻撃する

うつ病など心の病気にかかりにくくなる
腸内細菌が脳に“幸せ物質”を送る

免疫力が低下すると…

×

アレルギー性疾患が発生しやすくなる
アトピー性皮膚炎、ぜんそく、花粉症など

自己免疫疾患が発生しやすくなる
自分の免疫力が自分の細胞を攻撃してしまう

っている、ということです。人が自然界のなかで、たくさんの微生物にとり囲まれながら命をつなぎ続けてきた約700万年、薬もワクチンも何もないなかで、免疫力がうまく働いた者だけが次の世代に命のバトンを渡すことができました。

私たちは、そうやって微生物の攻撃に負けることなく生き抜いてきた子孫です。

このことは、文明の発達した社会にあっても同じです。

新興・再興の病原体が人間社会にある日突然広がったとき、私たちは

有効な薬もワクチンもまだ持ちません。そんななかで、命運をわけるのは、個体の持つ免疫力の強さになるのです。

体は複数の〝砦〟で守られている

では実際に、免疫とはどのようなしくみをいうのでしょうか。

免疫は、「疫（病気）を免れる」と書きます。これはかつて免疫が、はしかなどのように一度かかれば二度とかからないか、かかっても軽くすむという現象と考えられていたからです。

しかし、時代とともに免疫の研究が進み、免疫とは人が病気から免れるためだけのしくみではなく、「異物を認識して排除するためのしくみ」であると、考え方が変化していきました。

実際、免疫の初動は、「自分であるか否か」、つまり「自己」と「非自己」を選別することにあります。「自己」であれば存在を許し、「非自己」と判断すれば攻撃します。異物と認識したものに対して、徹底して排除しようとするしくみが、免疫の始まりということです。

では、私たちの体は、微生物からどのように守られているのでしょうか。誰でも知っている免疫反応を例に、そのしくみを考えてみたいと思います。

私たちは、さまざまな微生物に囲まれて暮らしています。しかし、彼らはそう簡単には人の体内に侵入できません。

第一には、全身が皮膚で覆われているからです。健康な皮膚からは、微生物は侵入できないようにつくられています。

第二には、口や鼻から入ったとしても、粘膜につかまり、たんや鼻水として外に追い出されます。

第三に、胃に侵入したとしても、強力な胃液が待ち構えています。

人間の体は、微生物に簡単に侵入されるようなヤワなつくりではなく、二重、三重に防衛の砦をめぐらせています。

ところが、たとえば体を覆っている皮膚に傷がついて破れていると、ここぞとばかりに細菌が人体に侵入します。ここからが免疫の働きです。

免疫をつかさどるのは、血液中に含まれる白血球です。細菌が侵入してくると、白血球が迎え撃ちます。白血球は細菌と戦って敵を倒し、そして自らも死んでいきます。たとえば、ケガをすると膿《うみ》が出ることがありますが、あれは白血球の死がいの集まりです。

ここまでが、のちほど詳しく述べる「自然免疫」の反応です。

たいていの場合、戦いはここで終わります。しかし、細菌の病原性が強い場合、病原菌はリンパ管にまで侵入します。

リンパ管には、ところどころにリンパ節と呼ばれる米粒から小豆ほどの大きさの関所があります。この関所には、「リンパ球」と呼ばれる免疫細胞が待ち構えています。

リンパ球も白血球の仲間で、感染によって数を増やします。彼らはリンパ節にて侵入者とすさまじい戦いを繰り広げます。「リンパ節が腫れる」というのは、リンパ球が侵入者と激しく戦って炎症が生じた結果、腫れや痛みが起こってきている状態です。

このリンパ球が担当する免疫が、「獲得免疫」です。獲得免疫は、自然免疫よりもはるかに強い力で敵を叩いていくのです。

「チーム免疫」を構成するメンバーたち

免疫の主役となる白血球は、何種類もある免疫細胞の総称です。つまり、白血球とは免疫システムを築いているチーム名、とも説明できます。

そのメンバーたちは、それぞれ担当する役割があり、見事な連携プレーで敵を排除していきます。

そんな〝チーム免疫〟は、大きく3つのグループで構成されています。

「単球」「顆粒球」「リンパ球」です。

単球は、細胞がもっとも大きく、アメーバのような形をしていて動き回り、侵入した病原体をムシャムシャと食べつくしていく「貪食」という性質を持ちます。この単球には、「マクロファージ」と「樹状細胞」がいます。

顆粒球は、細胞内に殺菌作用のある顆粒を持つことから、この名で呼ばれ、「好中球」「好酸球」「好塩基球」の3つで構成されています。

免疫には自然免疫系と獲得免疫系の２種類がある

●自然免疫系とは？

生体における常設の「防衛部隊」。マクロファージ、LPS、好中球、NK細胞などが関与する。とくに重要なのがNK細胞で、体内に50億〜1000億個あり精神的なストレスに影響を受けやすい

●獲得免疫系とは？

自然免疫の次に働く免疫系。T細胞、B細胞などが関与し「抗体」が主役。一度感染するとその病気にかかりにくくなり、ストレスや加齢に影響を受けない。

このうち、好中球は白血球の50〜70パーセント、顆粒球の90パーセント以上を占めています。そのため、「顆粒球＝好中球」と表現されることもあります。

マクロファージがなんでも食べていく働きをするのに対し、好中球は主に細菌やカビを貪食し、消化して殺菌します。

リンパ球は、血管とリンパ管を流れて体中をめぐる免疫細胞で、マクロファージや好中球では対応できないほどの強敵を退治していきます。ここには、「NK（ナチュラルキラー）細胞」「T細胞」「B細胞」が加わります。

以上の免疫細胞のうち、自然免疫を担当するのが、マクロファージ、樹状細胞、好中球、好酸球、好塩基球、NK細胞です。

一方、獲得免疫を担当するのが、リンパ球のT細胞とB

細胞です。

免疫は「自然免疫」と「獲得免疫」という2段構成で異物に対応していきますが、それぞれのチームでは、大切な役割を持った免疫細胞たちが見事な連携プレーで働いている、ということです。

「感染しても無症状の人が多い理由」を考えてほしい

コロナ禍では、感染してもはっきりとした症状の出ない「不顕性感染」がずいぶんと問題になりました。不顕性感染者は、症状が出ていないわけですから、自分で感染に気づかないまま、いつもどおりの生活を送ることになります。そうしてウイルスを排出し、感染を広げてしまう可能性が高くなります。

では、なぜ不顕性感染ということが起こるのでしょうか。

自然免疫が高く保たれているからです。

新型コロナウイルスは、自然免疫が高く保たれていれば、感染しても発症しないことがわかってきています。

自然免疫が高ければ、新型コロナなどの病原体に感染しても、症状は表に出てきません。人が病気にならないための、実は「理想の状態」ともいえるのです。

自然免疫とは、生体における常設の防衛部隊で、生まれながらに体に備わったシステムです。植物や昆虫、環形動物であるミミズなども持っている、原始的な免疫システムともいえるでしょう。

自然免疫にかかわる免疫細胞の特徴は、その表面にアンテナのような受容体（レセプター）があることです。

このアンテナが、細胞の表面に見られる特殊な構造を認識して細菌と結合することで、免疫が刺激されて免疫応答が起こります。

ですから、自然免疫は、病原体のことを学習する必要がありません。侵入してきた細胞やウイルスに対する武器（抗体）をつくることもありません。そのぶん、素早く対応できます。病原体が侵入してくると真っ先に働き、敵をどんどん倒していくことができるのは、自然免疫のこうした性質のためです。

自然免疫の段階で外敵を排除できれば、その感染によって影響を受ける体細胞も少なくてすみ、症状もほとんど出ません。もし現れたとしても、鼻水や咳が軽く出る程度でしょう。

今、新型コロナが流行するなかで、「いかに感染しないか」が重要視されています。しかし、自然免疫で対応できる感染症の場合は、「たとえ感染しても、発症しない。重症化させない」というほうがはるかに重要です。

感染免疫学という学問を専門とし、長く研究を行ってきた立場からいわせてもらうならば、新型コロナに関しては、「感染」はたいした問題ではありません。感染したところで、自然免疫が高ければ重症化する心配はなく、症状が現れたところで、ただの風邪かそれ以下だからです。

なお、自然免疫が高ければ防ぐことのできる病気には、新型コロナウイルス感染症のほかに、普通感冒（風邪）、アレルギー性疾患（花粉症、アトピー性皮膚炎、気管支ぜんそく）などがあります。

「抗体」とは敵を倒す専用の武器

自然免疫だけでは対応しきれなくなると、獲得免疫が動きます。外敵にいち早く対応する初期攻撃が自然免疫とすると、獲得免疫は、より高度に対応する後期攻撃を担うシステムです。

獲得免疫は、病原体に感染することで後天的に得られる免疫システムで、自然免疫から届けられる敵の情報を分析して、強い力で攻撃していきます。

この獲得免疫の主役となるのが、「抗体」です。

先ほど、免疫とは「疫（病気）を免れる」システムとかつては考えられていたと、お話ししました。これは抗体の働きによるものです。

コロナ禍でも「抗体」という言葉を何度も耳にしたでしょう。

では、抗体とは、実際にどのようなものでしょうか。

免疫細胞が異物と認識する物質のことを、医学的には「抗原」と呼びます。細菌やウイルスなどの微生物が体内に入ってくると異物と認識されるのは、表面に特有のたんぱく質や多糖類があるためです。免疫細胞は、それを敵と見なす目印としています。

人の免疫システムは、抗原と特異的に反応するたんぱく質をつくり出します。それこそが抗体です。抗体は、抗原と特異的に結合して、抗原の働きを抑えるように作用します。このことを「抗原抗体反応」といいます。

このときにつくられた抗体は、抗原がいなくなったあとも血液中に残ります。そして、再び同じ抗原が体内に侵入してくると、すぐにその抗原と結合し、動きを封じ込めます。ほとんどの人が、はしかやおたふくかぜに二度とかからないのは、この反応がきっちりと行われているからです。

つまり抗体は、私たちの体内で働く防御システムの最強の武器といえるでしょう。

そのぶん、初めての抗原が体内に侵入してきて抗体ができるまでには、約3～7日間くらいかかります。抗体の作成には、時間がかかるということです。

また、抗原の種類によって抗体のでき方は違ってきます。抗体としての能力を血液中に保てる期間の長いものや、消えやすいものまでさまざまです。

53ページに、「獲得免疫で感染を防げる病気」「一度かかると二度とかからない病気」の一覧を掲載しました。これらの病気が二度はかからないのは、一度目の感染で強力な抗体がつくられ、一生保持されるからです。

一方、ふつうの風邪など一生のうちに何度もかかる病気は、抗体ができたとしても、抗原が体内から消えるとまもなく消失してしまうためなのです。

「集団免疫」は期待できない

コロナ禍で「集団免疫」という言葉をよく聞いたと思います。ある感染症に対して多くの人が抗体を持っていると、抗体を持たない人に感染が及びにくくなる、という考え方のことです。

ワクチンがなかなか完成しないなか、当初、集団免疫を築くことが新型コロナ対策になる、という考えを主張する人たちがいました。簡単にいえば「健康な人がみんなで感染して抗体をつくれば、免疫力の弱い人たちを守ることができる」と予想されたのです。

ところが、新型コロナの抗体は消えやすく、何度もかかるタイプの感染症であることがわかってきました。集団免疫は残念ながら期待できない、ということです。

厚生労働省は、2020年6月に3都道府県で計7950人を対象に実施した新型コロナウイルス抗体検査の結果を発表しています。

抗体陽性率（抗体を持っている人の割合）は、東京都で0・10パーセント、大阪府で0・17パーセント、宮城県で0・03パーセントでした。

東京都でも99・9パーセントもの人が抗体を持っていなかったという結果を受けて、「予想以上に感染が広がっていない。第2波、第3波がやってきたときには大変なことになるだろう」と分析する専門家が多くいました。

しかし本当のところは、感染によって抗体が一度はできたけれどもすでに消えてしまった人、あるいは、自然免疫によってすみやかに対処できたために抗体ができなかった人が多かった、というのが正解と私は考えます。

なお、獲得免疫は「学習していくほどに強化されるシステム」です。たとえばウイルスが体内に侵入した場合、最初にできる抗体はウイルスへの吸着力が弱いのですが、そ

●自然免疫が高いと かからない病気	◎新型コロナウイルス感染症 ◎普通感冒 ◎アレルギー性疾患 （花粉症・アトピー性皮膚炎・ぜんそくなど）
●獲得免疫で感染を 防げる病気 ●一度かかると二度と かからない病気	◎麻疹（はしか）　◎ジフテリア ◎百日咳　◎破傷風　◎ポリオ ◎結核　◎水疱瘡　◎りんご病 ◎おたふく風邪　◎天然痘（消滅）など
●一生のうち 何度もかかる病気	◎普通感冒　◎インフルエンザ ◎ロタウイルス　◎ノロウイルス ◎ヘルパンギーナ　◎溶連菌感染症 ◎コレラ　◎マラリア ◎各種寄生虫病など

の後、免疫系はウイルスの型を学習して記憶し、抗体のつくりを変えて強い吸着力を持つ抗体を産生するようになります。

学習後の抗体のウイルスに対する吸着力は、最初につくられた抗体より１００倍から１万倍も高くなります。

ただし、最初の抗体がつくられるまで３〜７日もかかり、獲得免疫が学習して強い抗体を産生するまでにもさらなる時間がかかります。獲得免疫は、より高度に病原体に対応しますが、緊急時にはそれでは間にあいません。

だからこそ、病気を重症化させないためには、自然免疫が重要です。ウイルス感染によって不顕性感染者ですむのか、重症化するのか、あるいは命を落とす悲しい結果になってしまうのか、この違いは自然免疫の力によるところが大きいのです。

抗体には主に5つの種類がある

では、獲得免疫がつくり出す抗体とは、具体的にどのようなものでしょうか。

細菌やウイルスなどの病原体が体のなかに侵入すると、まず自然免疫のマクロファージや樹状細胞が現れて、その病原体を食べ、そこから抜きとった情報を獲得免疫の「ヘルパーT細胞」に伝えます。ヘルパーT細胞は、前述のT細胞の仲間です。

ヘルパーT細胞は、簡単にいえば免疫システムの「司令塔」です。免疫全体を統括して、敵を倒すための命令をメンバーに出していく役割です。

そのヘルパーT細胞は、マクロファージや樹状細胞から敵の情報を受けとると、それをB細胞に送ります。前述していますが、T細胞とB細胞はリンパ球の仲間で、獲得免疫のチームに属します。

このＢ細胞が病原体の情報を受けとると、それにもとづいて抗体をつくり出します。抗体は、病原体に特異的にくっついて、破壊する作用を持ちます。

抗体は、基本的にはＹ字型をした分子量20万のたんぱく質です。

このＹ字型の先端部分が病原体の種類によって異なり、そこに病原体をくっつけて破壊するわけです。

なお、抗体にはいくつかの種類があります。主には「ＩｇＭ」「ＩｇＧ」「ＩｇＥ」「ＩｇＡ」「ＩｇＤ」の５つです。これらは、種類によって働きが異なります。

ＩｇＭは、病原体が侵入してきたときに最初に出現する抗体です。すみやかにつくり出されますが、敵を倒す力はまだあまり強くありません。

ＩｇＧは、感染の中期から後期に出現する抗体で、敵を倒す力も強くなります。ワクチンの効果を発揮するのも、この抗体です。

ＩｇＥは、アレルギー反応を起こす抗体です。

ＩｇＡは、粘膜に存在する抗体です。病原体が侵入してきたとき、まず付着するのが、のどや鼻、腸などの消化管の粘膜です。ＩｇＡは粘膜で活躍する抗体で、特定のウイルスや細菌だけでなく、さまざまな種類の病原体に反応し、敵の侵入を防ごうとします。

このIgA抗体は腸にも多く存在し、腸内環境の形成にも強く関与することがわかってきています。

IgDは、とても少ない抗体で、その働きはいまだよくわかっていません。

このように、自然免疫と獲得免疫は連携して働き、自然免疫からの情報が獲得免疫の働きの方向性を決めることになります。つまり、両者はバランスが重要です。

自然免疫はストレスの影響を受けやすい

あらゆる感染症を防ぐには、ふだんから自然免疫を高めておくことが重要です。

自然免疫のなかで、とくに重要となってくるのがNK細胞です。

NK細胞はリンパ球の仲間であり、強い攻撃力を持っています。体中を常にパトロールしながら敵を見つけ出し、攻撃・破壊します。

がんを予防するためにも重要な免疫細胞です。私たちの体内では、毎日数千から1万個ものがん細胞が発生しています。それでも、がんにならずにすむのは、NK細胞ががん細胞を見つけ次第に破壊してくれるからです。ただし、NK細胞の働きが低下しているとがん細胞の成長を許し、がんを発症することになってしまうのです。

しかも、NK細胞はウイルスにのっとられた細胞を自殺に導く働きもしています。そうしてウイルスもろとも破壊し、ウイルスのさらなる増殖を防いでいます。

細胞の自殺は、専門用語で「アポトーシス」といいます。細胞には、遺伝子に障害が起こった場合などに、自ら死んで体を守るようプログラムがなされています。NK細胞には、このアポトーシスを誘導する働きがあるのです。

NK細胞は一人の体内に少なくても50億個、多い人では1000億個も存在していると見られています。数が多いほど自然免疫の力は強くなります。反対に、数が減り、働きが悪くなれば自然免疫力は低下します。

では、その差はどこから生じるのでしょうか。

いちばんの問題点は、ストレスです。NK細胞は精神的なストレスの影響を受けやす

NK細胞活性

●ストレス度合いによるNK細胞活性の低下

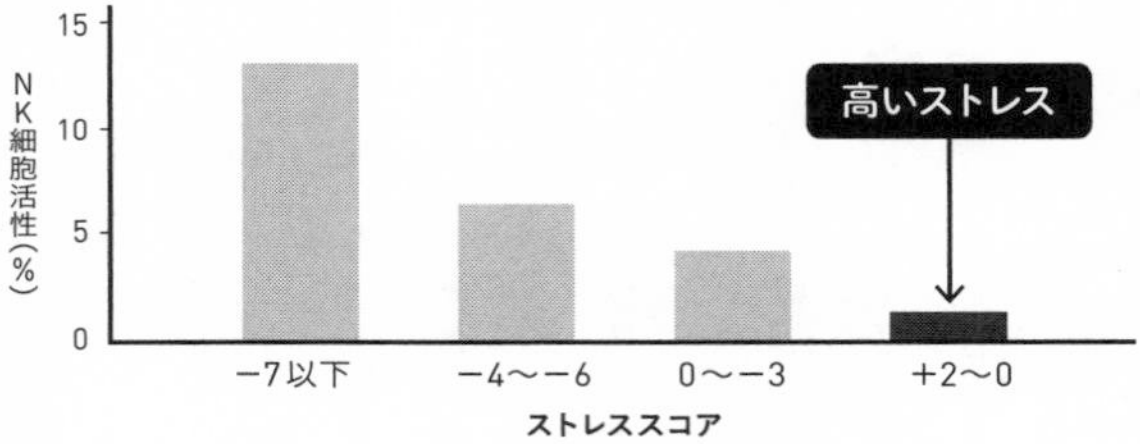

●医学部生を対象にした測定結果

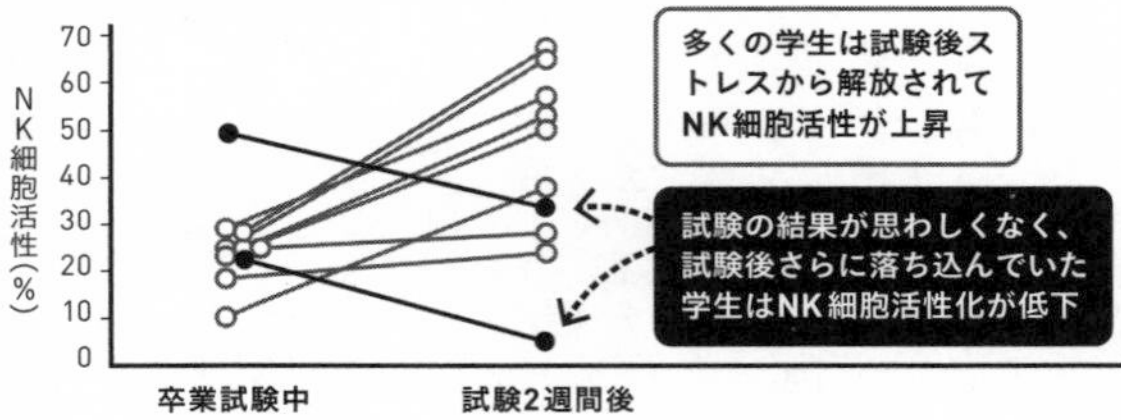

い性質を持っています。

上のグラフを見ると、そのことがよくわかります。ストレスが強くなれば、ＮＫ細胞の活性が低下することが示されています。精神的なストレスを受けると、ＮＫ細胞の活性はわずか数分で見事なまでに下がるのです。

私は以前、ＮＫ細胞の活性とストレスの関係を調べるために、医学部生を対象に、卒業試験の前後のＮＫ細胞の活性を計ったことがあります。

結果が右ページ下のグラフです。

この結果は、非常におもしろいものでした。

ほとんどの学生は、試験中はＮＫ細胞の活性が低かったのに対し、試験が終わると活性がいっきに上昇しました。

試験中にＮＫ細胞の活性が落ちていたのは、とても強いプレッシャーを感じていたからでしょう。ところが試験が終わったとたん、ストレスから開放され、ＮＫ細胞の活性がいっきに上がりました。それほどストレスの影響が大きいということが、このグラフを見るとよくわかります。

ところがなかには、試験中はＮＫ細胞の活性が高く、試験後にがくんと下がった学生がいます。この学生は、試験に自信があったのか、それとも遊んでいて勉強をしていなかったのか、プレッシャーを感じていなかったのでしょう。ところが試験が終わり、結果の悪さに落ち込み、強いストレスを感じることになったのでしょう。

これほどＮＫ細胞は、そのときの気持ちに左右されるということです。

免疫力の正しい鍛え方

私は、アレルギーの研究を行うために、ネズミがエサを食べているときにストレスを与えるという方法で、アトピーのネズミをつくったことがあります。ネズミがエサを食べるときに、決まって尾の先にビリビリと電気を流したのです。

食べることは、あらゆる生物にとって生きる根幹です。そのときにイヤな思いをすることは大きなストレスとなり、免疫力を低下させます。そのネズミもＮＫ細胞の活性を著しく低下させ、非常にひどいアトピーになりました。

自分で行った実験とはいえ、あまりの結果に衝撃を受けた私は、このとき以降、ストレスフリーの食事を心がけるようになりました。大切なＮＫ細胞を守るためです。嫌いな人、苦手と感じる人とは、絶対に一緒に食べないと決めたのです。

そうでなくても、現代社会はストレスに満ちています。「イヤな世の中になったな」と思うこともたびたびあるでしょう。相手に無用なストレスを感じさせる人も大勢います。だからこそ、食事のときにはせめてストレスを排除することです。

そのうえで、何事もよい方向に考え、ポジティブな思考を心がけましょう。それだけでＮＫ細胞の活性を高め、自然免疫力を強く保つことができます。それが感染症予防にもつながるのです。

したがって、あまりストイックに生きるより、お酒も多少は飲んで、陽気に楽しく暮らしている人のほうがストレスが少なく、ＮＫ細胞の活性を高く保つことができます。

コロナ禍で、私たちは長い自粛生活を余儀なくされました。そんななかでも、上手に対応し、窮屈な思いをしながらも、自分らしく生活を楽しんでいる人たちが大勢いました。そうした人たちは、おそらく新型コロナを発症していないか、発症しても軽症ですんだことでしょう。ＮＫ細胞の活性を高く保てていたからです。

「免疫力を鍛えましょう」とよくいいます。それは、ストレスを感じながらストイックにがんばることではなく、毎日の生活を楽しく陽気に笑っておだやかに過ごすことから始まるということを忘れないでください。

第2章　新型コロナウイルスと自然免疫

新型コロナは、日本人の脅威にならない

今、人類が直面している新たな感染症が、新型コロナウイルスです。新型コロナは、感染者を増やし続けています。先の見えない状況に不安を感じている人も多いでしょう。

２０２０年5月25日に全都道府県で、緊急事態宣言が解除されたときには、東京都の新規感染者数はわずか８人、全国の新規感染者数は20人でした。

これに対し、現在は感染者を日々増やし続けています。私がこの原稿を書いている今、感染拡大の第３波が来たといわれています。新規感染者は東京で日々５００人を超し、全国では２０００人を上回り、過去最多を更新し続けています。

この状況だけを見れば、緊急事態宣言がもう一度出されてもおかしくないところです。しかし今後、日本国内でどれほど感染者数が増えても、以前のように緊急事態宣言が出され、経済活動をストップさせるようなことはないと思います。

「Ｇｏ Ｔｏトラベル」をスタートさせた当初、政府は多くの批判を浴びました。それでも、キャンペーンを淡々と進めました。「なぜ、今始めるのか」と疑問を持った人は多かったと思います。

感染者が増え続けていくなか、人の移動をうながし、集合する状況をつくり出せば、ウイルスを広げることになります。政府もマスコミも、私たちにあれほど恐れるように訴えてきた新型コロナウイルスです。それなのになぜ、政府は次々にＧｏ Ｔｏキャンペーンを発動して私たちを外に出し、経済活動を優先させようとしたのでしょうか。

当初はよくわかっていなかった新型コロナの実態が、明らかになってきたためです。「新型コロナは、日本人にとって脅威にはならない」と、Ｇｏ Ｔｏトラベルを始めたころにはすでに、政府が判断するようになっていたのだと思います。

判断基準にすべきは「死亡者数」

報道では今も「感染者数」が毎日伝えられています。しかし、感染者数は、新型コロナ感染のリスクを正確に判断する材料になりません。

病原体の危険性を判断する際、いちばんに見るべきところは、死亡率です。

死亡率とは、全感染者のうち、何人が亡くなられたのかを示す数字です。つまり、新型コロナの危険性を本当に訴えたいと考えるならば、死亡者数を報道すべきなのです。

しかし、報道では感染者数ばかりを過度にクローズアップし、死亡者数はあまり伝えられません。伝えたとしても、つけ加える程度です。

なぜなのでしょうか。日々、数百人単位で増加する感染者数を示したほうが、数人単位で増える死亡者数を伝えるよりセンセーショナルです。センセーショナルな数字は、私たちの関心を集めるのに十分な材料となるのでしょう。

ただし、現状を考えれば、感染者数は増えて当然です。

緊急事態宣言までは、疑わしい症状のある人にのみPCR検査が行われていました。PCR検査とはご存じのとおり、新型コロナ感染症の確定診断に使われている検査法です。

ところが現在は、新型コロナ感染の可能性のある人ならば、「濃厚接触者」あるいは「集団感染が起こりそうな環境にいた者」という理由だけで、無症状であってもPCR

検査を積極的に行っています。症状がないのに、自ら受けたいという人もいます。そのぶん陽性者数は増えます。感染拡大の状況を見れば、検査数が増えれば、そのぶん感染者数が増えるのも当然なのです。

ただ、検査で陽性と結果が出たとしても、ほとんどが無症状者や軽い風邪程度の軽症者です。このことは報道されません。無症状者も軽症者も重症者もすべてまとめて「感染者」として数字で示されます。

では、肝心の死亡率は、どのくらいなのでしょうか。

11月20日現在、国内の感染者の総数は12万５２６７人になり、死亡者数は１９４３人です。死亡率は約１・５パーセントです。

現時点でわかっているなかで、世界でもっとも危険とされるエボラ出血熱の死亡率は50パーセント前後、「ＭＥＲＳ（中東呼吸器症候群）」が約34パーセント、「ＳＡＲＳ（重症急性呼吸器症候群）」が約10パーセント。これらに準じる数値へ近づいていくと、ウイルスの病原性が強いことになります。対する新型コロナの死亡率は、現在のところ日本で約１・５パーセントです。

国内新型コロナ感染者数と死者数の推移

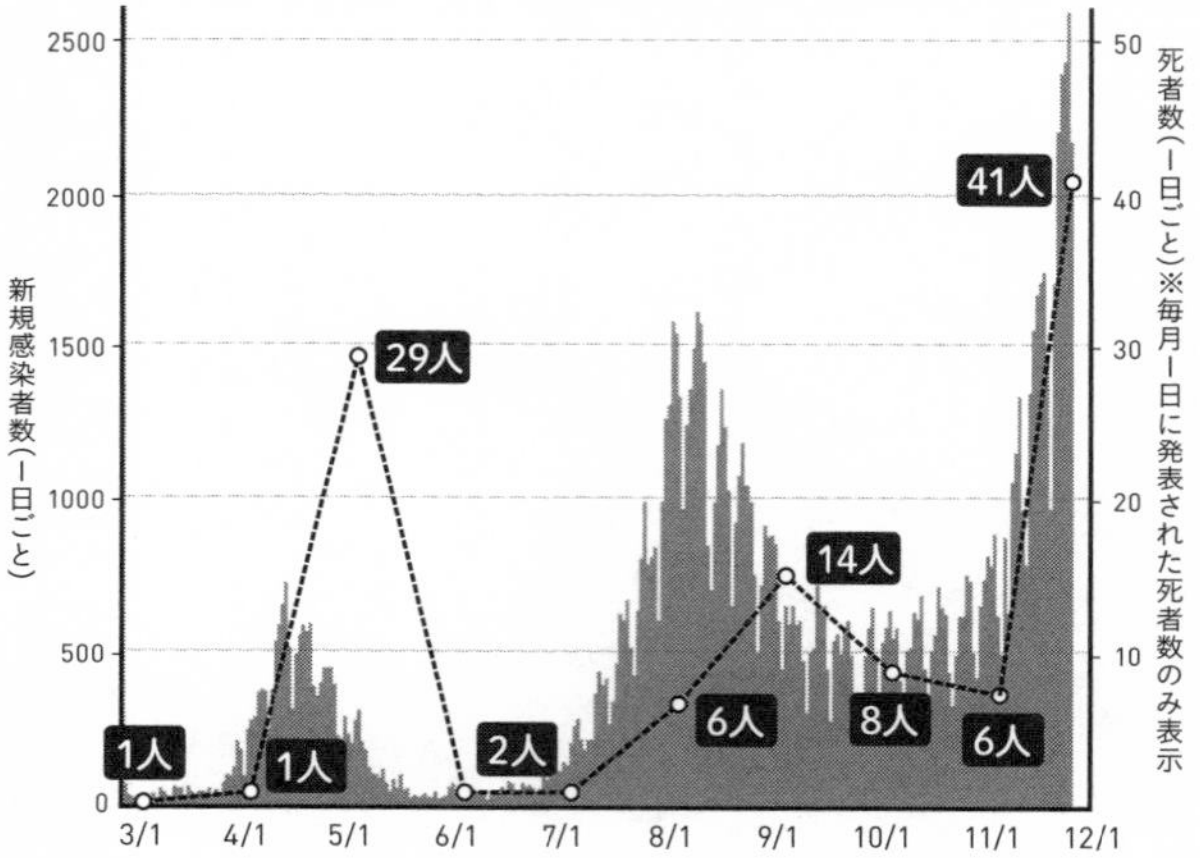

	新規感染者数	新規死亡者数	死亡率
2020年1月	20	0	0.0%
2020年2月	219	5	2.3%
2020年3月	1939	52	2.7%
2020年4月	12103	375	3.1%
2020年5月	2603	460	17.7%
2020年6月	1839	82	4.5%
2020年7月	17113	37	0.2%
2020年8月	32000	285	0.8%
2020年9月	15715	264	1.7%
2020年10月	17583	188	1.0%
2020年11月	47132	365	0.8%

死亡率が下がっている要因

①重症患者への薬の効果（ステロイド投与など）
②CTスキャン技術の進歩
③PCR検査の普及（症状のない人を含む検査）

なお、それらの危険性の高いウイルスと新型コロナでは、決定的に違う点があります。前者は感染すると深刻な症状を引き起こすことです。それだけ感染リスクは高いのですが、反面、特徴的な症状を現す人を追っていくことで、感染拡大を封じていけます。ところが、新型コロナは感染してもほとんどの人が無症状もしくは軽症。軽症の場合、軽い風邪程度の症状しか現れません。

ＰＣＲ検査を受けてない不顕性感染者はさらに大勢いるでしょう。実際の感染者数は、日々報道される数字を上回るものであるはずです。その数字を加えて計算すれば、死亡率はさらに下がることになります。

こうしたことを考えれば、感染者数は感染拡大の状況を知る材料の一つにはできても、新型コロナの危険性を表す数字にはまるでならない、とわかるのです。

新型コロナを指定感染症から外すべき

新型コロナによる日本人の死亡者は、世界的に見て非常に少ないとわかっています。

日本の死亡者数は人口100万人当たり、1人以下です。

これに対して、ベルギーは日本の約800倍もの死亡数。スペイン、英国、イタリアの死亡者は日本の約400～600倍にもなります。さらにカナダ、ポルトガル、オーストラリア、フィンランドの死亡数は約100～200倍です。

日本では憲法上の問題もあって、欧米のような激しい都市封鎖（ロックダウン）を行えず、国民の自発的な協力にもとづいた活動自粛策のみ行われました。

それにもかかわらず、日本人の新型コロナによる死亡率は欧米などより、大幅に小さな数となっています。

左ページの図表「各国の活動制限レベルと死亡者数の関係」を見てください。横軸が新型コロナによる死亡者数、縦軸が活動制限の強さを示しています。

これを見ると、日本は世界的に見て活動制限の厳格度がきわだって低いにもかかわらず、死亡者数も少ないことが一目瞭然でしょう。

政府がGo Toキャンペーンを実施するなど経済活動を優先させた理由は、ここにあるはずです。日本は、自主的な活動自粛でも死亡率を抑え込むことができています。

各国の対新型コロナ政策の厳格度

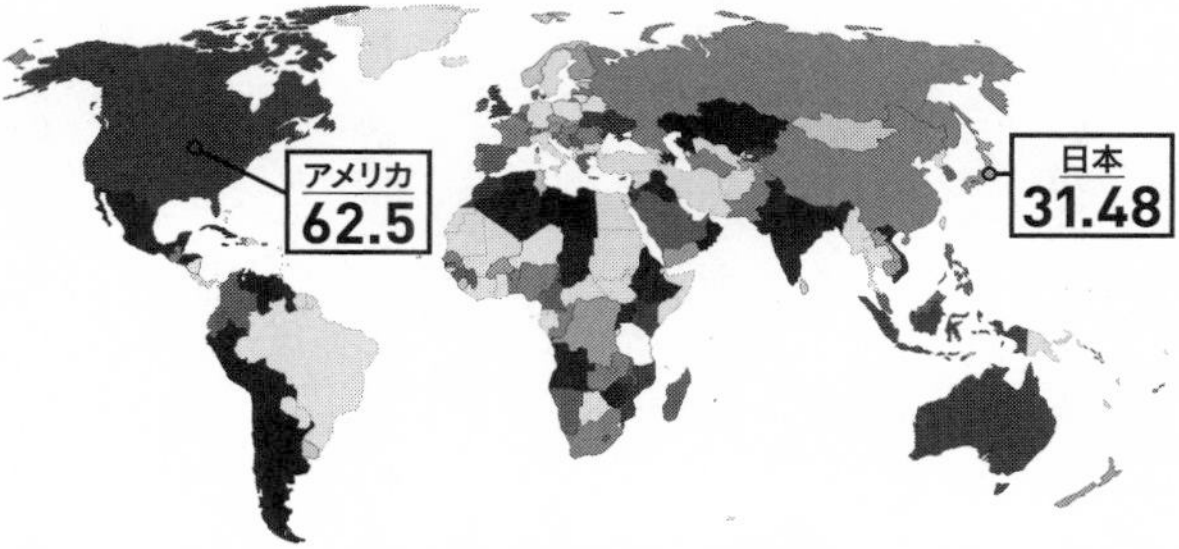

オックスフォード大学による各国の政策評価。評価の基準は、①休校②オフィス閉鎖③イベントの中止④人数制限⑤交通機関の停止⑥自宅待機要請⑦国内移動制限⑧海外移動制限などを総合し、0〜100のレベルで評価色が濃くなるにつれて政策の厳格度が上がる。2020年10月3日現在日本のレベルは31.48、アメリカは62.5

各国の活動制限レベルと死亡者数の関係

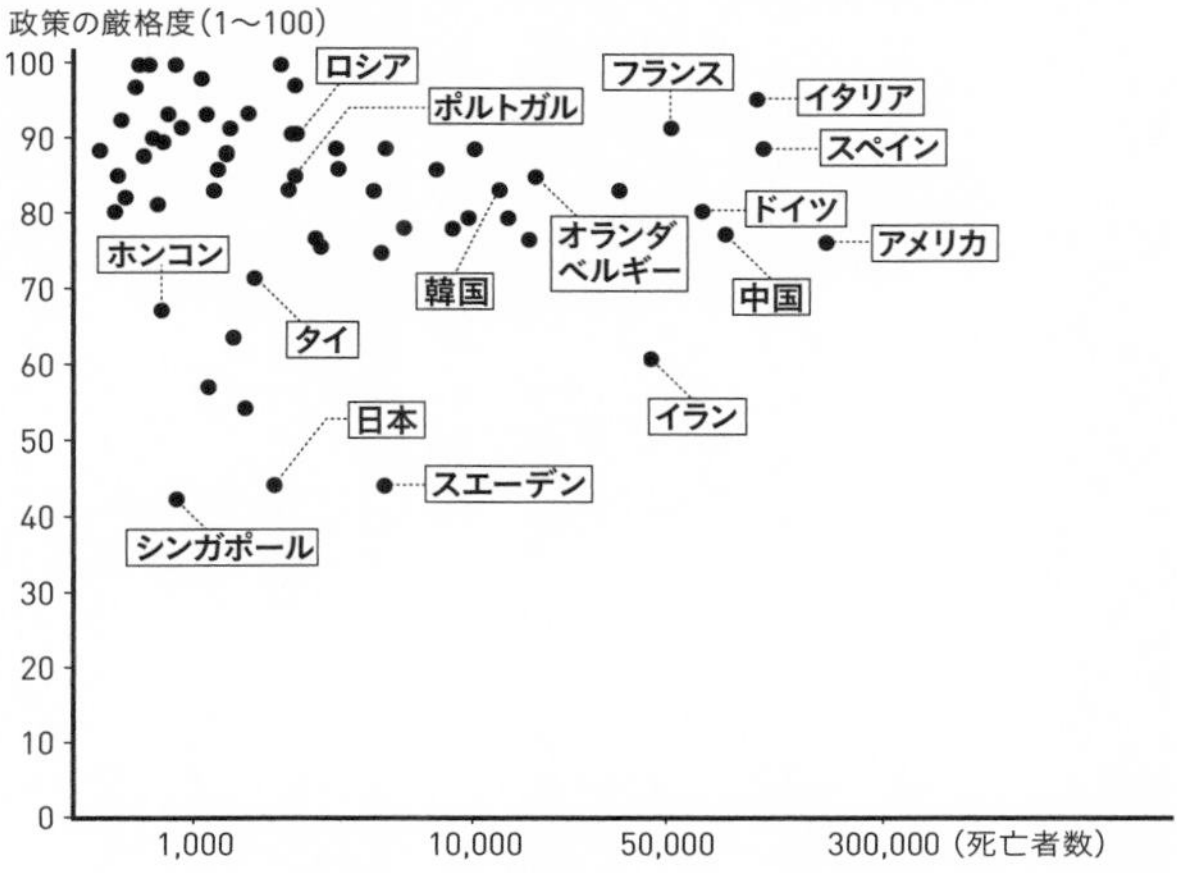

こちらも、オックスフォード大学が発表しているデータ。
日々更新されているので最新のものはこちらを参照 https://covidtracker.bsg.ox.ac.uk/stringency-scatter

これは何を示しているのでしょうか。

新型コロナは日本人にとって大きな脅威とならない、ということです。このことを、政府は以前から把握していたはずです。

ただ、それを公の場で述べれば、大変な反発を受けることは避けられません。自粛生活や経済活動の低迷の責任はあまりに大きすぎます。実際、多くのお店や中小企業が倒産に追い込まれ、一方では自殺者の数が例年以上に増えています。

死亡率が低いとはいえ、亡くなる人がいないわけではありません。「新型コロナは日本人の脅威とならない」と政府がいえば「国民の命を軽んじるのか」というバッシングを受けることは免れないでしょう。

しかし、正確なリスク情報を公表せずして、今後、国民が正しい判断と行動を起こしていくことが、はたしてできるのでしょうか。

私たち国民が正しい判断にもとづいた行動を起こしていくには、今こそ新型コロナ対策の枠組みの見直しを公表する必要があります。

具体的には、感染のリスクを伝える数字は、信頼性に乏しい感染者数から死亡者数に変更すること。

そして、死亡率の低い新型コロナ感染症は、指定感染症から外し、強制的な入院や宿泊施設での療養をやめること。そうすれば、医療従事者の負担も軽減されるはずです。インフルエンザなどの感染症と同じ扱いでよくなるので、コロナ病棟を用意する必要もなくなり、入院中の患者に家族が会えないという悲しいこともなくなります。

加えて、新型コロナの恐怖をあおるような報道をやめ、正確な情報にもとづいた報道を心がけること。

この3点の改善が早急に必要と私は考えています。

死亡者が少ないのは「マスク警察のおかげ」か？

なぜ、新型コロナ感染による死亡率は、国によってこれほどの違いが出ているのでしょうか。日本人はなぜ、欧米などと比べて死亡者数が少ないのでしょうか。

その答えを、私はこれまで「未知の病原体に対する日本人の恐怖心」が理由と思っていました。

アメリカやヨーロッパでは、都市封鎖を行ってもウイルスが拡大し、たくさんの死者を出しました。死亡者数は今も増え続けています。

欧米は個人主義的な考えが強く、政府に行動を制限されることを嫌う傾向が強く見られます。たとえばアメリカでは、マスクの着用をめぐってデモや暴力沙汰も起こりました。ヨーロッパでも、ロックダウンが実施されても、夜を通してお酒を飲み、マスクをせずにパーティが開かれる様子が報道されました。

そうした様子を見るだけでも、「感染症対策より、個人の考えが優先されるべき」という欧米人の意識の強さがわかります。

一方、日本ではみなが自主的にマスクを着用し、周囲にもそれを強要する傾向が見られます。感染症に対する恐怖心が強く、みんなで感染をくい止めようという集団的な意識が強いのです。手洗いや消毒にも非常に熱心です。

「マスク警察」や「自粛警察」など他人の言動を監視し、批難する人たちが見られたのも、集団的な意識が強く表れた結果でしょう。感染するリスクは誰にでもどこにでもあるのに、「本人の行動に問題がある」「自業自得」と考えてしまう人が多いのも事実です。これは、日本人特有の考え方で、世界では見られないことです。

当初私は、こうした民族的な意識の違いが、死亡率の違いに表れているのだろうと考えていました。

旧西ドイツと旧東ドイツでは、死亡率に大きな差が

しかし、それだけではなかったことが明らかになってきました。

この謎を解き明かす統計の一つが、ドイツから報告されています。

それが、76ページの上の図表「旧東西ドイツにおける新型コロナによる死亡者数の比較」です。これを見ると、新型コロナ感染による死亡率が、旧西ドイツと旧東ドイツでまるで違うことがわかります。

では、旧西ドイツと旧東ドイツでは何が異なるのでしょうか。

世界の研究者が注目しているのが、ＢＣＧの接種です。

旧東西ドイツにおける
新型コロナによる死亡者数の比較（人口10万人あたり）

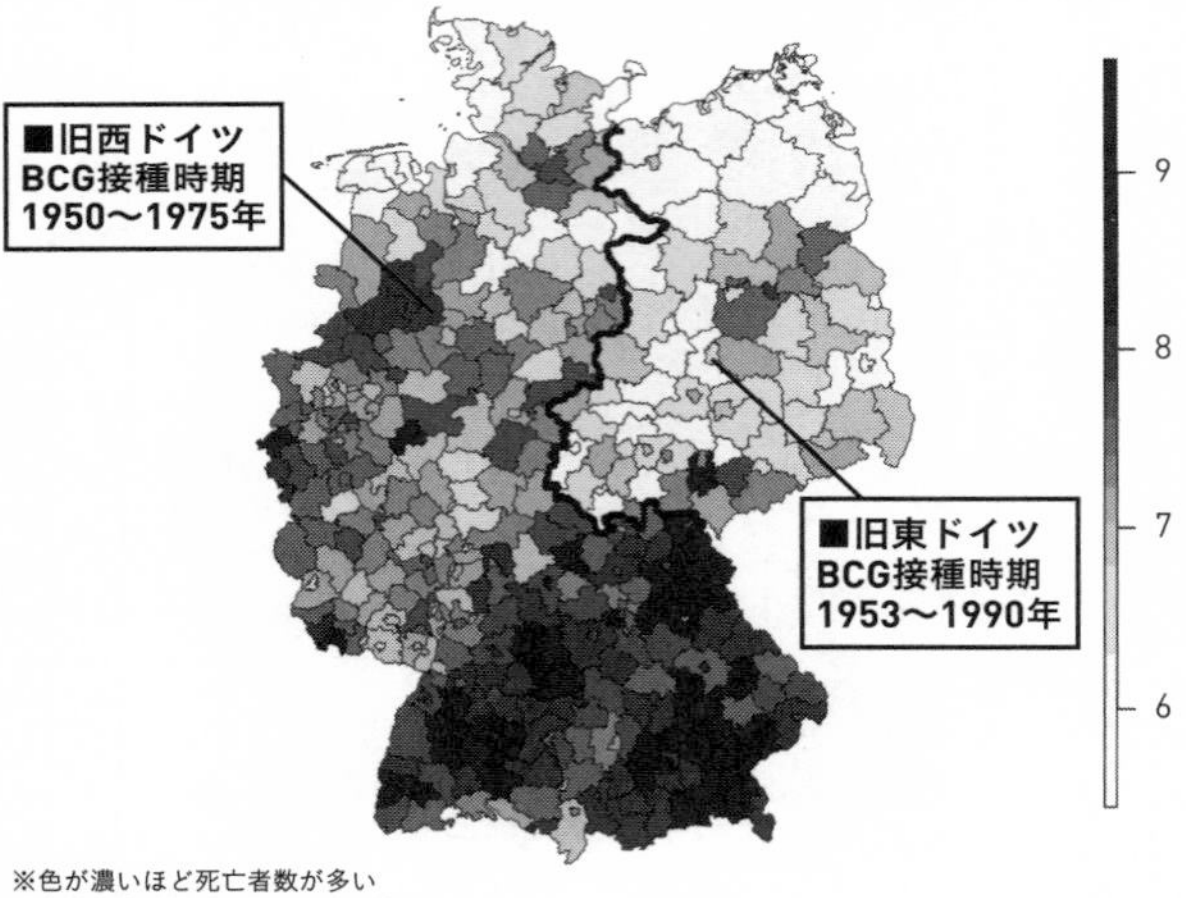

※色が濃いほど死亡者数が多い
※太線の左が旧西ドイツ、右が東ドイツ
※人口は2018年データ使用
※ニューヨーク連邦準備銀行スタッフレポート「The Spread of COVID-19 and the BCG Vaccine:A Natural Experiment in Reunified Germany」（2020年5月 No926）より

　BCGとは、ご存じのとおり、結核を予防するワクチンの通称です。

　BCGの接種と新型コロナの関係については早い段階から指摘され、報道も一部されていました。一方で、「科学的に実証されたものではない」「エビデンスが不十分」とする否定的な考えも多く見られ、今では報道されることもなくなっています。

　ところが再び、「BCGの接種が新型コロナの死亡率を

BCG接種と新型コロナウィルス感染者数・死亡者数との関連

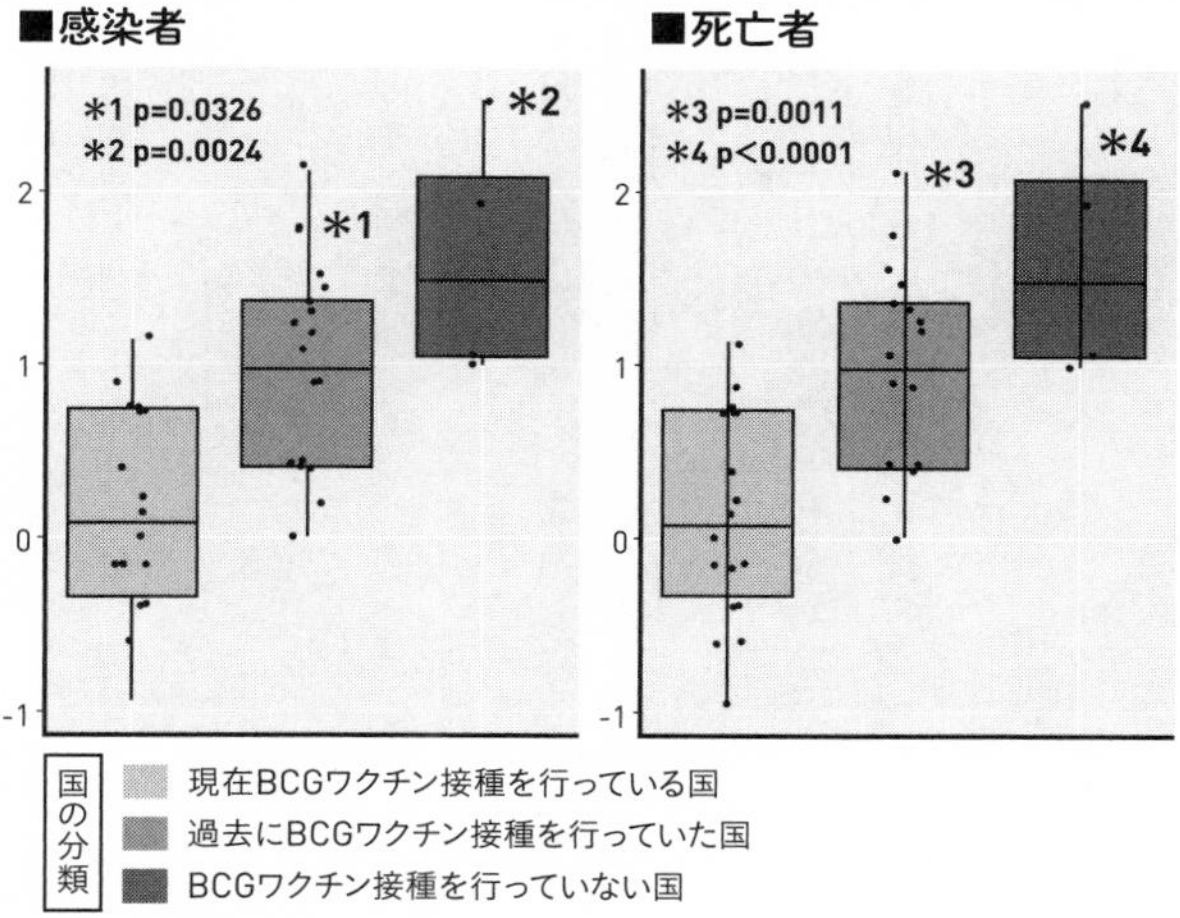

https://doi.org/10.1101/2020.03.30.20048165 より

下げる可能性がある」として、これを検証する動きが世界で広がってきているのです。

この図表が示す研究結果もその一つです。

旧西ドイツでは、ＢＣＧの接種を行っていたのは１９７５年まででした。これに対して、旧東ドイツでは１９９０年まで実施しています。旧西ドイツでは死亡率が圧倒的に高く、旧東ドイツは死亡率が低いことが統計的にはっきりと表れています。

これは、スペインとポルトガルでも起こっている現象です。

両国は同じイベリア半島に位置する隣国であり、71ページのグラフを見てもわかるように、活動制限の厳格度は同レベルです。ところが、新型コロナによる死亡率に大きな違いが出ています。

スペインは、新型コロナの死亡者は人口100万人あたり約600人。この国ではBCGの接種をしたことがありません。

一方のポルトガルでは、BCG（デンマーク株）の接種を最近まで行っていました。新型コロナの死亡者は人口100万人あたり約150人です。

両国では死亡者数に4倍もの違いが出ているのです。

もう一つ、BCGと新型コロナ感染症の関係を示す研究結果を出しましょう。

77ページの「BCG接種と新型コロナウイルス感染者数・死亡者数との関連」です。

これを見ると、BCGの接種の有無が、感染者と死亡者ともに大きく関係していることがはっきりとわかるのです。

ＢＣＧの接種が新型コロナの重症化を抑えている

ＢＣＧとは、前述のとおり、結核菌の感染を予防する目的で使われているワクチンです。それなのになぜ、新型コロナ感染による重症化を防ぐ効果を示している、と考えられるのでしょうか。

以前から、ＢＣＧは結核菌のみならず、いろいろな細菌・真菌・ウイルスに対して防御効果を示すことがわかっていました。ＢＣＧを接種した集団は、全体的に死亡率が低く、呼吸器系ウイルスの感染率が低いことも、以前から報告されていました。

これは、「オフターゲット効果」によるものです。

オフターゲット効果というと、最近では、品種改良の新たな技術「ゲノム編集」で注目されました。ゲノム編集とは、生物の設計図ともいえる遺伝情報（ゲノム）を自在に改変し、作物や動物の品種改良を効率的に行ったり、新しい機能を備えた食品を開発したりすることです。

オフターゲット効果

BCGは結核菌のみならず　細菌／真菌／ウイルス　に対して防衛効果が上がる

自然免疫系を刺激する

▼

BCG 接種動物は自然免疫系が強化する

①単純ヘルペスウイルス、インフルエンザウイルス、カンジダなどに対する防御効果（マウス）
②黄熱病ウィルスに対する効果（人）

▼

訓練免疫の獲得（trained immunity）

BCG 接種によって、ウイルスなどの病原菌に対し自然免疫が高められ、それが長期間保存される

その遺伝情報の改変の際に、ねらった的を外して遺伝子を切ってしまうことをオフターゲットといいます。これによって、意図していない突然変異が生じる可能性があると見られています。

ゲノム編集では、オフターゲットが問題点として解説されます。これに対し、BCG接種におけるオフターゲット効果は、よい方向に遺伝子の改変を引き起こすのではないかと考えられます。

事実、オフターゲット効果はマクロファージや骨髄幹細胞にエピジェネティックな変化として記憶されることが明らかになっています。骨髄幹細胞とは、主に骨髄に存在し、白血球や赤血球、血小板などを生み出す母細胞のことです。また、エピジェネティックス（後天的遺伝子制御変化）とは、後天的に獲得した遺伝情報のことをいいます。

つまり、ＢＣＧ接種によってオフターゲット効果が生じると、白血球に後天的な変化がもたらされ、結核菌だけでなくさまざまな病原体への感染予防効果が高まります。細菌、真菌、ウイルスなどに対して防衛効果が向上するのです。

このように、ＢＣＧの接種が新型コロナの重症化を抑制する可能性は、オフターゲット効果によって、マクロファージなど自然免疫系が強化されるためと考えられるのです。

ＢＣＧには自然免疫を訓練する効果がある

ＢＣＧのワクチンには、主に３つの種類があります。日本株、ロシア株、デンマーク株です。

このうち、日本株とロシア株はまとめて前期株とも呼ばれ、生菌数が多いという特徴を持ちます。一方のデンマーク株は生菌数が少なく、後期株ともいいます。

新型コロナ感染では、前期株か後期株か、どちらを使っているかによって死亡率が大きく違ってくることもわかっています。

前期株を使っている日本・韓国・台湾・タイ・マレーシアなどの国は、新型コロナの死亡者数は人口100万人あたり1桁です。

後期株を使ってBCG接種を行っているイラン・ポーランドなどは、新型コロナの死亡者数が人口100万人あたり2桁です。

BCGを行ったことのない国、米国・イタリア・オランダ・ベルギーなどの新型コロナによる死亡者数は、人口100万人あたり3桁です。

BCG接種をかつて行っていて、現在はやめている英国やフランスなどの国の死亡者数は、接種していない国と同じように高く、人口100万人あたり3桁です。なお、それらの国はかつて、後期株を使用していました。

生菌の多い前期株を使用している国では、新型コロナによる死亡率が低いのは明らかです。これは、なぜなのでしょうか。

ＢＣＧのように、生菌を使ったワクチンを「生ワクチン」といいます。生ワクチンの接種は、毒性を弱めた病原体を体内に入れることになり、軽い感染状態がつくり出されます。弱毒化しているとはいえ、菌は生きていますから、人の体内で増殖します。すると獲得免疫が働き、抗体がつくり出されます。これによって、対象となる病原体がいざ侵入してきたときに、すみやかに抗体が生成され、発症が防がれるのです。

生ワクチン接種では、抗体ができるまで1カ月ほどかかるとされています。

一方、病原体となるウイルスや細菌の感染力を失わせたものでつくられたワクチンを「不活化ワクチン」といいます。自然感染や生ワクチンに比べて、獲得免疫がなかなか動かないため、抗体をつくり出すためには何回か接種する必要があります。

つまり、不活化ワクチンより生ワクチンのほうが抗体をつくり出す力が強く、生菌数の少ないものより多いワクチンのほうがさらに免疫を働かせる力が強くなるのです。

そもそもワクチンとは、獲得免疫を働かせて抗体をつくり出すことが目的です。獲得免疫には、敵となる抗原を記憶する働きがあります。その免疫記憶によって外敵が再び侵入してきたときにすみやかに抗体がつくり出され、重症化が防がれるのです。

一方、自然免疫の反応は長期間は続かず、免疫記憶も保たれないと、以前は考えられていました。だからこそ、新たな病原体に対抗する方法としては、ワクチンの開発など獲得免疫に着目したとりくみばかりが行われてきました。

ところが近年の研究によって、感染したり、ワクチンの接種をしたりして、細菌などの微生物が体内に入ってくると、自然免疫も訓練され、長期にわたって保持されることがわかってきたのです。これを訓練免疫といいます。

つまり、ＢＣＧワクチンの接種は、訓練免疫によって自然免疫が高まる効果を期待できるということです。それによって、結核菌だけでなく、新型コロナへの防御力を高められることがわかってきているのです。

ＢＣＧを新型コロナ予防に活用を

新型コロナは、感染者の８割が無症状で、重症化するのは２割です。感染者の大半が無症状なのは、自然免疫が強ければ十分に抑え込める病原体だという証ともいえるでしょう。これについては、前述しました。

新型コロナは、インフルエンザとよく比較されますが、自然免疫さえ高めておけば、インフルエンザより怖くないウイルスです。

このことは統計にも表れています。87ページのグラフを見てください。死亡数はインフルエンザより新型コロナのほうがはるかに少ないのです。

では、どうすれば自然免疫を高められるでしょうか。

日本では、生菌数の多い日本株を乳児期に接種することを国策としていて、接種率は98パーセントとされます。このことが、世界の国々と比べて、新型コロナによる死亡数を少なくしていると考えられています。

ここまで明らかになっているのです。新型コロナ対策には、ＢＣＧを活用するのがよいと私は考えます。

ところが、この意見には反対が強くあります。

一つには、日本で使用されるＢＣＧのワクチンは、毎年国内で生まれる乳児分しかつくられていないという意見です。すぐには増産できないし、私たち大人が、これから誕生する赤ちゃんのワクチンを奪ってよいはずがない、というのです。

しかし、ＢＣＧワクチンの増産は、さほど大変ではありません。製造方法がすでに確立されているのです。日本で使われているのは、前述したとおり「日本株」といって生菌数の多い、国内で製造されているワクチンです。ですから、あとは国が先頭に立って増産体制を組めばよいだけのことです。ワクチンの数を増やせば、我々大人が赤ちゃんのワクチンを奪うような事態を引き起こす心配もありません。

もう一つには、「ＢＣＧは乳幼児のためのワクチンで、高齢者が打った場合の副反応は、明らかになっていない」という意見です。ＢＣＧは、毒性を弱めているとはいえ、牛の結核菌の生菌が使われています。それを高齢者に使ったとき、どのような副反応が起こるのかわかっていないという意見です。しかし、これも誤りといえるでしょう。

そもそも結核は、明治時代以降、都市部への人口集中にともない、国内に広がった感染症で、国民病と恐れられてきました。戦後まもなくまで、日本人の死因トップが結核で、患者数は年間60万人以上、死亡者数も年間10万人以上もいたのです。

インフルエンザと新型コロナによる死亡者数（人口10万人当たり）

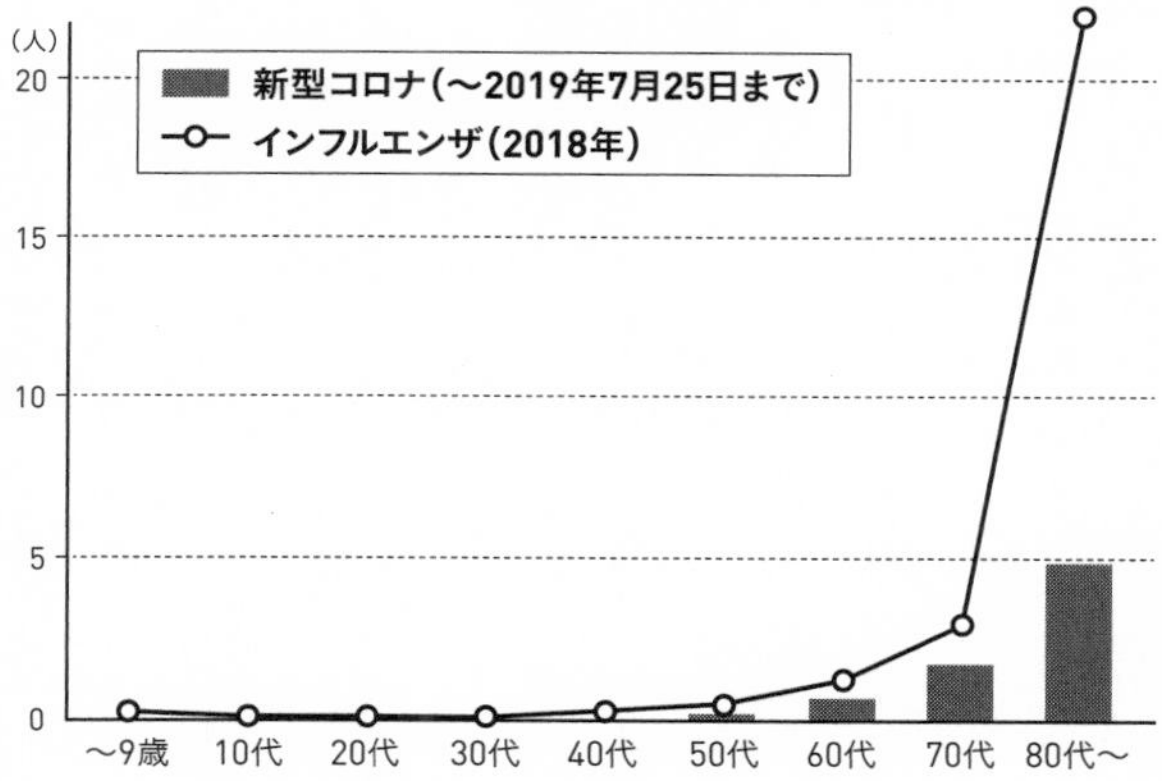

現在は、治療薬の開発や衛生環境の改善などによって患者数は減りました。その理由の一つに、ＢＣＧの接種を国策としていることがあげられるでしょう。

ＢＣＧは１９２４年に日本にもたらされ、１９４９年にはＢＣＧワクチン接種による結核予防接種が法制化されました。それからは毎年、30歳未満の人にツベルクリン反応検査を行って、ＢＣＧによる免疫が確認されなかった場合には、ＢＣＧの接種がくり返し行われたのです。

１９６５年には、日本の菌からつくられたワクチンがＷＨＯの国際参照品に指定されています。１９７４年には、乳幼児期と小学1年生、中学2年時に3回打つことが定められています。

現在のように接種対象者が生後1年までに変更されたのは2013年のことです。

つまり、日本国内においてBCG接種には長い歴史があり、決して乳幼児のために開発されたワクチンではない、ということです。

そもそも、BCGはもっとも免疫力の未熟なゼロ歳児への接種が可能なワクチンです。赤ちゃんに深刻な副反応が起こって、死に至るというケースはきわめてまれです。

ゼロ歳児に安心して打ってください、と政府がアナウンスしているのです。免疫力がゼロ歳児より当然のごとく保たれている高齢者への接種が危険とする解説は、まったく成り立っていないといえるでしょう。

新型コロナ感染症の世界のワクチン開発

今、世界では、新型コロナに対するワクチンの開発が急がれています。

アメリカでは、アメリカ製薬大手ファイザー社とドイツ製薬ベンチャーが共同開発するワクチン2種が、アメリカ食品医薬品局（ＦＤＡ）の優先審査に指定されています。イギリスのオックスフォード大学はイギリス製薬大手アストラゼネカ社とともに開発を進めています。

中国も、国内にてワクチン開発を進めています。

ロシア、イギリスでは、承認されたワクチンの使用を開始しましたが、効果の発表はまだされていません。日本でも、塩野義製薬と国立感染症研究所は、年内の治験開始準備中としていますが、どうなるかはわかっていません。

このように、世界各国でワクチンの開発が行われています。

従来ワクチンの目的は、獲得免疫の働きを高めて、抗体をつくることが主でした。

ところが、前述のように、新型コロナは自然免疫が大きく関与しているのがわかり、現在のワクチン開発では、その改善に力を入れているのです。

こうした課題を解決するため、北里大学の片山和彦教授の研究グループは、鼻から吸い込んで、ウイルスが最初に感染する鼻の粘膜に抗体をつくるタイプのワクチンの開発を進めています。大阪大学とバイオ企業アンジェス社はＤＮＡワクチンを開発しています。これはウイルスそのものを使用しないワクチンです。効果が期待されますが、一般に接種できるようになるまでには、まだまだ時間がかかるでしょう。

効果の不確かなワクチンに、なぜ巨額を投じるのか

ワクチンの開発が困難な理由は、新型コロナ予防には自然免疫を高めることが必要で、従来の抗体をつくり出そうとする開発方法での予防法では、難しいことにあります。加えて、新型コロナ感染によって獲得免疫がつくり出す抗体は、短い期間のうちに消えてしまうことも、ワクチンの開発を難しくしています。

はしかや風疹、結核のように一度かかると二度とかからない感染症は、終生免疫といって抗体が生涯にわたって保持されます。こうした感染症の場合、ワクチンによる予防効果も高くなります。予防接種によって生成される抗体が長期保持されるからです。

しかし、感染によって抗体がつくられてもすぐに消えてしまうタイプの場合、ワクチンを打って抗体ができたとしても、長期保持はされないのです。

インフルエンザは流行するウイルスの型がその年によって異なるため、毎年予防接種が必要とされます。この理由のほかに、毎年打たないと効力がないのは、抗体が数カ月ほどで消えてしまうからでもあります。

同じように、新型コロナのワクチンが完成したとしても、予防効果を高めようとしたら、定期的に接種する必要が出てくるでしょう。だからといって１００パーセント予防できるものではありません。インフルエンザの予防接種と同じく、「打っておけば、発症しても軽くすむだろう」という程度のものとなるでしょう。

こうした問題点が浮上しながらも、新型コロナのワクチン開発は、非常に急ピッチで進められています。２０１９年末に発見されたウイルスであるのに、２０２１年の使用を目指してワクチンの開発が行われているのです。

ここにも、もう一つ大きな問題点があります。治験を行ったところ深刻な副作用が表れ、治験が中断するという事態も立て続けに起こってきています。

短期的な副作用であっても心配が残るという状況です。それなのに、長期的な副作用に関する研究はまったくなされないまま、使用が始まってしまうことになります。

これは、目の前の新型コロナの流行を鎮静化できれば、その後の私たちの健康に対する影響は考慮されていないことを意味します。

そうしたワクチンに日本政府は巨額を投じ、海外の製薬メーカーからすべての国民の接種分を買いあげることに決めています。これはなぜなのでしょうか。

効力もわからず、副作用の心配も残る海外のワクチンに投資するなら、なぜ国内で生産され、効果も明らかで、副作用の心配も少ないＢＣＧに国費を投じないのでしょうか。

そのほうがどれほど予防策になり、国民のためになるかと、私は思うのです。

第3章

新型コロナで重症化するのはなぜか

「サイトカイン」とはどのようなものか

新型コロナに感染した人のうち、重症化してしまうのは約2割です。感染拡大のさなか、重症者の増加が問題になっていますが、感染者が増えれば、そのぶん重症者も増えることになります。

では、その2割の人の体内では何が起こっているのでしょうか。

コロナ禍でよく耳にした言葉に「サイトカインストーム」があったと思います。

重症化は、サイトカインストームによって引き起こされます。

この現象を説明するために、まずはサイトカインについてお話ししましょう。

サイトカインとは、免疫システムのなかで働く情報伝達物質のことで、さまざまな種類があります。抗体もその一つですし、病原体やがん細胞などを攻撃するために産生される物質もサイトカインの仲間です。

1980年代に発見が相次ぎ、すでに50種類以上が知られています。それらに共通す

サイトカインが免疫系におよぼす作用

インターロイキン-1（IL-1）	発熱・摂食抑制・ノンレム睡眠の誘発・痛覚増強・胃酸分泌抑制など
インターロイキン-2（IL-2）	発熱・ノンレム睡眠誘発
インターロイキン-3（IL-3）	神経細胞の突起を進展・アセチルコリン神経の維持
インターロイキン-6（IL-6）	発熱・アセチルコリン神経の維持
腫瘍壊死因子-α（TNF-α）	発熱・摂食抑制・ノンレム睡眠誘発・鎮痛ほか
インターフェロン-α（IFN-α）	発熱・摂食抑制・ノンレム睡眠誘発・鎮痛・視床下部、大脳皮質の活動に関与ほか

※神庭重信氏によるデータを参考に作成

るのは、すべてたんぱく質でできていて、きわめて微量で効果を発揮することです。

サイトカインには、機能的にT細胞の調節に関与するもの、B細胞の抗体産生を調節するもの、腫瘍細胞に対して直接的に増殖抑制や破壊作用を示すもの、骨髄における造血をうながすもの、アレルギー反応を引き起こすもの、炎症反応に関与するものなど、さまざまな機能を示すものがあります。

それらは免疫系の物質とされていますが、実は脳などの「神経系」や、体内環境を整えるホルモンなどの「内分泌系」へ向けての働きもあります。

「免疫系」「神経系」「内分泌系」は、単独に働いているわけではなく、たがいに緊密な連携をしながら、全体としてネットワークを形成しているのです。

そのなかで、免疫系が発するサイトカインは神経系や内分泌系へも作用をしていますし、神経系や内分泌系から発せられる情報伝達物質は免疫系にも働きます。

このように神経系、内分泌系、免疫系の細胞からそれぞれ分泌される情報伝達物質は、各自のなかにとどまらず、系を超えて、系と系との間の情報伝達にも用いられています。

しかも、これらの情報伝達物質は広範囲で重複し、共有されています。そうした連携のなかで、情報伝達物質として免疫強化に働くのが、サイトカインだということです。

重症化の原因は「サイトカインストーム」

免疫システムにおいて重要な役割を担うサイトカインですが、制御不能となって放出され続けてしまうことがあります。それが「サイトカインストーム」です。ストームとは英語で嵐という意味。サイトカインの嵐が体内で吹き荒れる、といったイメージです。新型コロナ感染の重症例では、とくに炎症性のサイトカインが大量に放出されることがわかってきています。

炎症性サイトカインとは、炎症反応をうながすサイトカインのことです。サイトカインは、本来、外から敵が侵入したときにそれらを撃退して体を守る重要な働きをしています。しかし、働きすぎれば炎症の症状が激しくなり、重症化してしまいます。

たとえば感染症にかかったとき、のどが痛くなり、鼻水やくしゃみなど炎症の症状が出るのは、免疫の働きによるものです。自然免疫の働きでは、マクロファージが風邪のウイルスを食べて殺します。ＮＫ細胞はウイルスに感染した細胞を自殺（アポトーシス）させて、ウイルスもろとも破壊し、ウイルスの増殖を防ぎます。そうして細胞を失うことで粘膜が刺激されると、軽い炎症が生じ、風邪の初期症状が現れます。

ただ、こうした自然免疫の働きだけであれば、サイトカインストームは起こりません。問題となるのは、この先です。自然免疫では敵を抑えきれなくなり、数が増えすぎてしまうと、獲得免疫が働き出します。そうなると、傷つく細胞の数も多くなり、それらの細胞からサイトカインが放出されます。

サイトカインは脳の血管の内皮細胞に送られ、プロスタグランジンという発熱の情報を伝える物質をつくらせます。これが脳の発熱中枢を刺激することで、皮膚の血管が収縮して汗腺を閉じ、熱の放散を抑えて体温が上昇します。熱の出始めに寒気がするのは、筋肉を震えさせて発熱することで、ウイルスの力を弱めたり、免疫の働きを活性化させたりするからです。

そのとき、獲得免疫が働き、やがて抗体がたくさんつくられます。T細胞とB細胞が働くと敵を倒す力も強くなるぶん、現れる炎症も激しくなります。患者さんはつらい思いをしますが、炎症は免疫が働いて病原体を排除するには欠かせない反応でもあります。

しかし、なんらかの原因で免疫のバランスが乱れると、免疫細胞の攻撃と防御のバランスも急激に崩れます。免疫細胞は「攻撃命令」となるサイトカインを過剰に発する細胞を援護し続け、最悪、防護軍であるはずの細胞がその人自身の体に矛先を向けるようになり、傷つけ始めます。

このときにサイトカインストームが生じるのです。

新型コロナ感染では、肺で過剰炎症が生じやすいことが報告されています。炎症性のサイトカインが制御不能となって放出され続け、サイトカインストームが発生し、激しい炎症となって表れるのです。

こうなると急性呼吸窮迫症候群（ＡＲＤＳ）、播種性血管内凝固症候群（ＤＩＣ）、急性循環不全（ショック）、さらに多臓器不全に陥り、死亡ケースも起こってくるのです。

重症例の治療法がわかってきた

新型コロナの拡大では、多くの人が重症化し、命を落としました。一方で有効な治療法がわかりつつあります。

新型コロナ感染で重症化する際、ＩＬ‐６などの炎症性サイトカインが大量に放出され、サイトカインストームが生じることが明らかになっています。ですから、重症化を防ぐには、これを抑える必要があります。

そこで、重症の患者さんには、ステロイド剤が使われるようになっています。

ステロイドは、私たちの体内でも分泌されているホルモンの一種です。ホルモンとは内分泌系の情報伝達物質です。ある特定の器官に情報を伝えたり、作用をおよぼしたりする化学物質のことです。

私たちの腎臓の上には、左右ともに「副腎」という小さな臓器がのっています。その臓器からは、副腎皮質ホルモンが分泌されます。ステロイドはその一種のホルモンで、炎症を抑える作用を持ちます。

このステロイドホルモンを薬剤として使うと、免疫の過剰な反応を抑え、体内の炎症を抑制します。それによって症状が軽減されます。

新型コロナ感染症の重症例に対しても、ステロイド剤が非常に効くことがわかっています。世界中の治療の現場で広く使われています。

なお現在、ＩＬ－６などのサイトカインの血中濃度の上昇を抑える薬剤が開発されてもいます。

ステロイド剤は「魔法の薬」ともいわれるほど炎症を抑える作用の強い薬です。ですから、炎症が原因となっている病気に有効なのです。

ただし、作用の高い薬は、そのぶん副作用も強くなります。とくに、免疫を抑制する作用が強いので、長期間使い続けると、さまざまな病気を引き起こしやすくなります。また、副腎からステロイドホルモンが分泌されにくくもなってしまいます。使用法に注意の必要な薬剤なのです。医師に処方されたときには自己判断することなく、医師の指示にしたがって使うことが必要です。

なぜ、匂いや味がわからなくなるのか

新型コロナ感染症では、匂いや味を感じにくくなったという人が多くいます。食事で味を感じなかったことから、感染に気づく人も少なくないようです。

ただ、嗅覚・味覚障害は、一般的な風邪でも起こってきます。

こうした症状は、なぜ生じるのでしょうか。

一般的な風邪の場合、ウイルスが神経細胞を直接障害することで、嗅覚障害が生じます。また、ウイルスに対する免疫の働きによって炎症が生じ、炎症細胞が神経障害を起

こすこともあります。

一方、新型コロナ感染の場合、鼻の粘膜が腫れることで、鼻づまりや鼻水などが起ってきます。この鼻炎の症状によって、匂いの成分が嗅細胞までたどり着けず、匂いを感じられなくなると考えられています。ただ、これは一般の風邪でも生じることです。

もう一つ考えられる原因は、新型コロナのウイルスは、神経そのものではなく、神経周辺の嗅細胞の支持細胞を障害し、匂いを感じる働きを阻害する、というものです。

神経そのものが障害されてしまうと、回復後も長期にわたって嗅覚障害だけが残ります。しかし、新型コロナ感染では、嗅覚障害が比較的早期に改善するケースが多く見られます。このことから、神経細胞そのものより、神経周辺の嗅細胞の支持細胞が障害されたか、あるいは鼻炎の症状が強く出てくることが原因だろうと考えらえています。

匂いを感じられなくなれば、味もわからなくなります。味覚障害はほとんどの場合、嗅覚障害と一緒に起こってきます。

以上が、新型コロナ感染で嗅覚・味覚障害が生じる原因として考えられることです。

新型コロナで起こる嗅覚・味覚障害は、ウイルスが体内からいなくなれば、まもなく改善されます。ですので、心配する必要はありません。

重症化すると後遺症が起こることも

新型コロナ感染症において重症化した場合、予後が思わしくないケースが多く報告されています。

サイトカインストームによって炎症が激化してしまうと、ダメージを受ける細胞や組織が多くなりすぎて、もとの健康な状態になかなか戻らなくなってしまうのです。

では、具体的にどのような症状が、どのくらいの割合で、回復後も続くのでしょうか。

ローマの大学病院は、回復後に退院した人の経過観察の結果を医学雑誌「ジャーナル・オブ・ジ・アメリカン・メディカル・アソシエーション（略称ＪＡＭＡ）」のオンライン版（２０２０年7月9日）に報告しています。

結果は、以下のとおりです。

【退院の基準】

解熱後3日経過、他の症状の軽減、24時間以上間隔をあけたPCR検査が連続陰性

【対象患者】

入院中患者の72・7パーセントに間質性肺炎、15パーセントは酸素吸入、5パーセントは人工呼吸器が装着された患者

【観察経過（初発症状の出現後、平均60・3日目に行われた）】

1．新型コロナウイルスに関係する症状が消失しているのは12・6パーセント

2．32パーセントは1つか2つの症状が続いた

3．55パーセントでは3つ以上の症状が続いた

（倦怠感53・1パーセント、息切れ43・4パーセント、関節痛27・3パーセント、胸部痛21・7パーセント）

4．44・1パーセントの患者は、感染前に比べて生活の質が低下したと答えた

このように、新型コロナ感染症では重症化してしまうと後遺症に悩まされることも多

く、以前のような生活に戻りにくくなってしまうことがわかっています。

重症化しやすい人には特徴がある

だからこそ、新型コロナ感染症対策としては、たとえ感染しても重症化しないとりくみを各自で行っていくことが大事です。

くり返しますが、新型コロナ感染で重症化するのは約２割です。重症化のケースや回復後も続く症状の大変さがクローズアップして報道されるので、感染したらどれほどの苦難が待ち受けているのだろうと恐れる人は多いでしょう。

しかし、そのような状態になるのは２割で、ほとんどは無症状か軽症です。

では、どのような人が重症化しやすいのでしょうか。

自然免疫の低い人です。自然免疫でウイルスを退治できずに増殖を許してしまい、獲得免疫が強く働くと症状が重くなります。炎症症状が強く表れれば、サイトカインストームも生じやすくなります。

では、自然免疫が低下しやすい人、つまり新型コロナ感染で重症化のリスクが高いのは、どのような人でしょうか。

第一には、高齢者です。自然免疫の働きは、加齢の影響を受けやすい性質があります。高齢者ほど感染すると重症化し、命を落としやすいのは、このためです。

第二には、持病がある人です。持病があると、そちらと戦うために免疫力が大きく使われています。このため、新型コロナに振り向けられる自然免疫の力が弱まっています。

第三には、妊娠している人です。妊娠中も免疫力が低下します。しかも、妊娠時に肺炎になると重症化するリスクが高くなります。ですから、妊娠中の女性だけでなく、その家族も十分に用心して、うつさないようにすることが大事です。

第四には、免疫抑制剤や抗がん剤などを使っている人です。免疫力を薬の作用で落としていますから、感染しやすく、重症化しやすい状態にあります。

コロナ禍では「高齢者、持病のある人、妊婦、がんなどの治療を行っている人が重症化しやすい」と注意喚起されるのは、自然免疫が低下しているためだったのです。

ところが、右記に当てはまらない人でも重症化するケースがあります。

自然免疫は、毎日の生活に影響を受けやすい性質を持ちます。とくに体調や睡眠の状態で、大きく変わります。ストレスの影響も強く受けます。ストレス過剰の生活をしていると、たちまち自然免疫の力は低下してしまうことは前述しました。

たとえば、睡眠時間を削って忙しく働いている人、人間関係に悩みを感じている人、家庭に不和を抱えている人、孤独感の強い人、日々疲れを感じている人、昼夜逆転の生活をしている人など。こうした人は新型コロナに感染しやすく、重症化もしやすい状態にありますから、注意が必要です。

一方、高齢者や妊婦さん、持病を抱えている人であっても、ストレスが少なく、規則正しい生活を心がけ、よい睡眠と健全な食事をとれているならば、自然免疫力を高く保つことができます。その状態を保つことができれば、新型コロナを含めた多くの感染症を予防していけるでしょう。

なお、次ページに、免疫力の状態を知るためのチェックシートを掲載しました。これらの事項はすべて、自然免疫の力を下げる内容です。チェックがついた人は、一つずつ改善していくとよいでしょう。

免疫力チェックシート

あてはまるものはいくつありますか？□にチェックを入れて合計を数えてください。

①	検査で総コレステロール値が180mg/dL以下だ	□
②	体温が36.0度以下である	□
③	食欲がない、または食べすぎ気味	□
④	食べるスピードが速く30分以内に食事が終わる	□
⑤	食事はほとんどひとりで食べている	□
⑥	ヨーグルト、納豆などの発酵食品をあまり食べない	□
⑦	キノコ類が苦手であまり食べない	□
⑧	肉や魚などの動物性食品をあまり食べない	□
⑨	禁酒、禁煙、ダイエットなどで好きなものを我慢している	□
⑩	サプリメントや常備薬がないと不安になる	□
⑪	ストレスを感じやすい	□
⑫	きちょうめんで完璧主義者だ	□
⑬	人に言えない秘密を抱えている	□
⑭	悲しい気持ちや嫌な気持ちをいつまでも引きずる	□
⑮	人と話すのが苦手	□
⑯	何でも話せる友達がいない	□
⑰	最近あまり笑っていない	□
⑱	緊張感のない生活を送っている	□
⑲	集中力がなく、すぐに飽きてしまう	□
⑳	夜型の生活だ	□
㉑	1日じゅうパソコンやスマホを見ている	□
㉒	外に出るのがおっくうで、太陽の光を浴びていない	□
㉓	趣味らしい趣味がない	□
㉔	運動習慣がなく、20歳のころより体重が5キロ以上増えている	□
㉕	シャワーだけで湯船にはほとんどつからない	□

0〜5個	免疫力が高い	①と㉔に該当した人は少しでも体を動かす習慣を身につけましょう
6〜10個	免疫力は人並み	⑪〜⑰に多くチェックが入った人はストレス発散を心がけてください。ストレスが重なると免疫力も下がります
11〜15個	免疫力は低下傾向	③〜⑧に多くチェックが入った人は食生活の改善を。㉑〜㉔にチェックが多い人は積極的に運動を！
16個以上	免疫力がピンチ	このままでは新型コロナウイルスに負けてしまうかもしれません。生活の改善で免疫力を味方につけましょう

第4章　手を洗いすぎると自然免疫が弱くなる

免疫力は生きる力そのもの

免疫の働きとは、第一に「感染の防衛」があげられます。前述したように、自己と非自己を見わけて、非自己と判断したものを排除する働きです。これによって、新型コロナやインフルエンザなどの病原ウイルスや病原菌からの感染を防止しています。たとえ感染しても、体には病気を治す力も備わっています。これも免疫の働きです。

そうした免疫の働きは、健康の維持や老化・病気の予防にもつながっていきます。

たとえば、体の細胞が突然変異して発生するがん細胞も、免疫にとっては非自己であり、倒すべき敵と判断されます。

疲労や病気などの回復、ストレスに強い体をつくっているのも免疫力です。細胞の生まれ変わりである新陳代謝を活発にし、機能の低下や細胞・組織の老化を防いでいるのも免疫力です。うつ病など心の病気も予防しています。

免疫力とは生きる力そのものです。免疫力の強い人は生命力も高く、免疫力が下がれば生命力も落ちます。健康な心身であるには、免疫力を高めるよう努めればよいのです。ただし、注意してほしいのは、免疫はよい働きばかりしているのではない、ということです。新たな病気もつくり出しているのも事実です。

その代表的な疾患が、アトピー性皮膚炎や気管支ぜんそく、花粉症などのアレルギー性疾患です。関節リウマチや、安倍晋三前総理大臣も発症した潰瘍性大腸炎なども免疫が引き起こす病気です。これらは自己免疫疾患と呼ばれる病気で、免疫のバランスが崩れたときに起ってきます。橋本病と呼ばれる甲状腺疾患や全身性エリテマトーデスなども自己免疫疾患です。

免疫のバランスが崩れると、本来は体を守るはずの免疫システムが、体の細胞や組織を攻撃することが起こってきます。自己免疫疾患とは、こうして発症するのです。

免疫バランスが崩れたとき、病気はやってくる

では、免疫のバランスが崩れるとは、どういうことでしょうか。

これには、獲得免疫のヘルパーT細胞がかかわっています。

ヘルパーT細胞は、免疫システムの司令塔です。免疫を一つのチームと考えるとすれば、キャプテンのような存在です。

ヘルパーT細胞は2つのグループにわけられます。「Th-1」と「Th-2」です。

Th-1のグループは、細胞を使って免疫反応を誘導する「細胞性免疫」を担当します。主にはキラーT細胞やマクロファージ、NK細胞などを活性化して働かせています。その主な働きは、ウイルスを攻撃することと、がん細胞を破壊することです。

このうち、キラーT細胞は別名「殺し屋」とも呼ばれる獲得免疫の仲間で、非常に強い攻撃力を持ちます。細胞性免疫の中心となる実働部隊です。

キラーT細胞は、ヘルパーT細胞の指令で動きます。「攻撃!」と命令されれば異物の攻撃にかかり、「やめ!」といわれれば攻撃を終えます。

キラーT細胞は力が強いぶん、過度に働きすぎれば体の細胞を多く傷つけてしまいます。こうなると、炎症の症状が強く表れます。病気を治すために必要なことですが、一方で、表に出てくる症状が重くなり、本人はつらい思いをすることになります。

いいかえれば、キラーＴ細胞が活性化するということは、体のなかの異物がその人の免疫システムにとって強力な敵だということです。その敵を倒すにはキラーＴ細胞が活発に働かなければならず、重篤な症状はそのために起こってくるのです。

だからこそ、ヘルパーＴ細胞の働きは重要です。キラーＴ細胞が必要以上に働きすぎないようコントロールしているからです。ヘルパーＴ細胞の統率力があってこそ、キラーＴ細胞は上手に自分の役割をはたせる、ということです。

一方、Ｔｈ-２は、血清中の抗体を使って免疫反応を誘導する「液性免疫」を担当します。感染症では、細菌などの侵入があったときなどに力を発揮します。予防接種も、Ｔｈ-２を刺激することで抗体をつくり出し、感染症を予防するシステムです。

Ｔｈ-２の働きでもっとも興味深いのは、アレルギーやリウマチなどの自己免疫疾患に関与していることです。Ｔｈ-２が過度に働きすぎると、本来は体に害をなさない物質や、自分の組織に対する抗体がつくり出され、自己免疫疾患が起こってしまうのです。

Ｔｈ-１とＴｈ-２は、ちょうどシーソーのような関係にあります。互いにバランスをとりあいながら働いています。免疫の働きは、そのバランスが非常に重要です。

万が一、バランスが崩れてTh－2だけが優位になってしまうと、アレルギーやリウマチなどの自己免疫疾患が起こってきます。反対に、Th－1ばかりが優位になれば、激しい炎症が現れやすい体質になって、ちょっと風邪を引いただけで重症化しやすくなるでしょう。両方が減退すれば、がんやうつなどの原因になることがわかっています。

感染をむやみに怖がってはいけない

免疫は「諸刃の剣」とよくいわれます。

実に巧妙に外界の侵入者から体を守っている一方で、私たちの体を傷つけ、つらい障害を起こすこともします。そのつらい障害は、免疫バランスが崩れたときに生じます。では、それを防ぐには、どうするとよいのでしょうか。

Th－1とTh－2は獲得免疫の仲間ですが、獲得免疫が正常に働くには、自然免疫の作用が重要になってきます。

今、欧米では「衛生環境仮説」を支持する報告が増加しています。アレルギー性疾患の患者は、先進国で急激に増加していますが、その原因を乳幼児期の感染機会の減少とする学説です。

先進国では環境が清潔になり、微生物と接する機会が少なくなりました。抗生物質の使用頻度が増加したことで、乳幼児期の感染機会も著しく減っています。それと反比例するように、アレルギー性疾患が急増したことに注目した仮説です。

そのメカニズムは、以下のように考えられています。

乳幼児期に微生物に感染する機会が減少すると、Ｔｈ－１細胞の活性化が十分に起こらなくなります。すると、Ｔｈ－２細胞が優位な状態のまま免疫系が成長してしまい、アレルギー体質が引き起こされる可能性が高くなるのです。

しかし、それ以上に問題となる点があると私は考えています。自然免疫の関与です。

みなさんは、ウイルスや細菌に感染することを怖がりますが、実は免疫の活性化には感染機会が欠かせません。免疫とは、さまざまな外敵から身を守る防御システムであり、感染をくり返すことでその防御力は高まっていきます。

先ほど、免疫システムは一つのチームであり、ヘルパーT細胞が司令塔だとお話ししました。免疫細胞や免疫にかかわる組織のチーム力は、敵への対応をくり返すことで、より強固になっていきます。自然免疫がまず活性化し、それがあとに続く獲得免疫の反応の方向性を決めるのです。

反対に、感染機会が減ってしまうと、免疫システムは連携力をろくにトレーニングできないままになってしまいます。こうなるとヘルパーT細胞が司令塔としてうまく働けず、キラーT細胞を上手に統率できなくなります。

暇な免疫細胞ほどやっかいなものはありません。本来は人体に害をなさない物質（アレルゲンなど）にまで攻撃をしかけるようになります。

訓練されていない免疫細胞もやっかいです。敵に対して臆病なぶん、過剰に反応して正常細胞まで傷つけ、重い症状を引き起こすようになります。

とくに問題となるのが、乳幼児期の感染機会の減少です。最大の問題点は、自然免疫の発達が阻害されることです。それによって、獲得免疫反応が過度に活性化されたり、バランスを崩したりすると考えられるのです。こうなると、風邪を引きやすい体質になるだけでなく、アレルギー性疾患など自己免疫疾患を発症しやすくなります。また、将来的にみると、がんやうつ病を発症するリスクも高まると、私は見ています。

ですから、乳幼児期に感染機会をむやみに奪ってはいけないのです。子どものころに風邪をよく引いた人、汚いことをたくさんして身の回りの微生物と多くふれあった人ほど、免疫力を高く成長させられるのです。

また、大人になってからも感染機会を減らしてしまうことはよくありません。どんなときも自然免疫の働きが、あとに続く獲得免疫の反応を方向づけているからです。感染機会が減って自然免疫が弱くなると、Ｔｈ－１とＴｈ－２のバランスも崩れやすくなって、さまざまな病気が引き起こされてしまうと考えられるのです。

自然免疫は簡単に高められる

私たちの体を構成する細胞や免疫システムは、１万年前から変わっていません。

１万年前、人類は裸同然の姿でジャングルや草原で暮らしていました。そのときと同じ細胞のまま今日も生きているということです。足の長さやあごの形など骨格は変わっていても、細胞そのものは同じなのです。

1万年前というと、ずいぶん昔のように感じられるでしょう。しかし、地球上に生き続けてきた生物の歴史、約38億年という時間に比べると、1万年前とは地球にとってほんの一瞬です。生物の細胞が変わるには、1万年とはあまりに短い時間なのです。

それなのに、生活環境はまったく異なるものになりました。私たち人類は「文明や文化を創造する生物種」です。わずか1万年という期間で、ジャングルや草原といった大自然を「快適で、効率的で、清潔な文明社会」に変えてきたのです。

しかし、そこに大きな落とし穴がありました。それは、私たちの細胞も免疫も1万年前から変わっていないということです。そのため、現代の文明社会のように、自然と遊離した生活を送っていると、自然免疫力はどうしても落ちてしまいます。

反対に、「1万年前に近い状況に自分自身を持っていく」と、体の反応は急速に元気になり、免疫力も高まることが、多くの研究でわかってきています。

では、1万年前に近い状況に自分自身を持っていくには、具体的にどのようなことをするとよいのでしょうか。

以下のようなとても簡単なことで、自然免疫は高められます。

◎自然に触れる
◎動物に触れる
◎泥んこ遊びをする
◎抗菌・除菌グッズを使わない
◎添加物食品を食べない
◎規則正しい生活を心がける
◎睡眠を十分にとる

「キレイ社会」との決別が心身を丈夫にする

1万年前、私たちのまわりには、多種多様な生きものがいました。

大小さまざまな虫がいるかと思うと、鳥たちもいました。食用になる魚や貝がいたかと思えば、人間を襲う危険な動物もいました。人類はたくさんの生きものたちとともに自然界の一部として生きていたのです。

そうした環境でとてつもなく長い時間をかけて進化してきた人間は、雑多なものにとり囲まれていないと、身体的にも精神的にも安定できない生きものなのです。

しかし、なんでも人間中心で考えてしまう私たちは、これらの雑多なものを排除してきました。

それは現代になっても変わりません。

私たちも日々そうしたことをくり返しています。自分の手指だけでなく、さまざまな場所に除菌剤などを吹きかけて、目に見えないほど小さなものの存在を許すまいとする「キレイ社会」こそが、まさにその象徴でしょう。

今、うつ病になり、自ら命を絶つ人が多くなっています。ちょっとしたことにキレて、他者を傷つける人たちもいます。考えられないほど残虐な殺人事件やわけのわからない凶悪な事件も起こるようになっています。

なぜ、こうしたことが起こっているのでしょうか。私たちの暮らす社会が「異物の存在」を許さない画一化された「キレイ社会」になっていることも大きいだろう、と私は考えています。

雑多な生物に囲まれて暮らすということは、感染の機会が頻繁にあることを意味します。感染の機会が多いほど、私たちの免疫は強化され、生きる力は高まります。免疫力は体だけでなく、心も丈夫に健康にするのです。

キレイにしすぎてはいけない

免疫や腸の研究を長くしていると、「キレイはキタナイ、キタナイはキレイ」という言葉が頭から離れなくなります。この言葉は、シェイクスピアの四大悲劇の一つ、『マクベス』の冒頭で、３人の魔女が語るセリフの一節です。

現代に生きる私たちは、このパラドックスの落とし穴にはまり込んでしまっています。

通常、病気を起こす異物が体のなかに入ってくると、それを排除するために免疫システムが働きます。一方、私たちの体には、常在細菌が重さにして１～２キロも存在しています。それらは、免疫に排除されることはありません。どうしてでしょうか。

常在細菌叢は皮膚だけでなく、腸のなかにも存在します。皮膚や腸管には粘液や上皮細胞が構成するバリアがあって、常在細菌はその上にのっています。つまり、バリアが壊されない限り常在細菌は組織内に侵入できず、常在細菌と免疫細胞（血液中にある）は、簡単に出くわさないしくみになっています。

また、常在細菌が先にすみついていることで、有害な細菌が外から来たとしても、新たな細菌はすみつきにくく、間接的に有害な菌を遠ざけるという役目もはたしています。常在細菌が〝先住民〟としてたくさんいてくれるおかげで、あとからやってくる有害な菌は入り込めないしくみになっているのです。

つまり、常在細菌は人の健康に欠かせない存在です。そうした仲間は、たとえ異物であったとしても、免疫が攻撃を加えることはありません。

ところが、清潔に神経質になり、薬剤などで身の回りの雑菌や常在細菌をとり除いてしまうと、どうでしょうか。〝先住民〟がいなければ、外敵が体にとりつくのは簡単です。これ幸いと病原菌が増殖を始めることもできます。この状態は、はたしてキレイなのでしょうか。

手を洗いすぎると自然免疫力が落ちる

そもそもみなさんは、何をもって「清潔」といい、何をもって「キタナイ」というのでしょうか。

雑菌がゼロの状態を「キレイ」といい、雑菌がウヨウヨいることを「キタナイ」というならば、「キレイはキタナイ、キタナイはキレイ」というパラドックスにはまり込んでいます。

コロナ禍を経験した私たちは、ことあるごとに「石けんで手を洗いましょう」「消毒剤で手指をきれいにしましょう」といわれました。お母さん方は、わが子のコロナ感染を恐れ、口を酸っぱくして「ちゃんと手を洗いなさい」といい続けたでしょう。

もちろん、新型ウイルスのように、人類がいまだ遭遇したことのない病原体が拡大した際には、一時的に手洗いを熱心に行うことは必要です。なぜなら、免疫がその敵との戦い方を知らず、抗体も持たないからです。病原体を体内に入れないという「水際作戦」で対応していくしかありません。

しかし、新型コロナについては、すでに多くのことがわかってきています。病原性は、前述したように、自然免疫さえ高く保てていれば重症化を抑えられる程度です。そうわかっているのですから、政府はそれをはっきりと公表し、無用な手洗いや消毒をやめさせるべきと私は考えます。

いつまでも水際作戦を続けてしまうと、感染機会が奪われ、自然免疫力が低下します。それでは、いざ新型コロナに感染した際に、重症化する人を増やすだけです。

そもそも、手についたウイルスなどは、水道水を流しながら10秒も洗えばちゃんと落ちます。皮膚常在菌が私たちの皮膚を守ってくれているからです。

皮膚には、表皮ブドウ球菌や黄色ブドウ球菌をはじめとする約10種類以上の皮膚常在菌がいます。これらは皮膚の脂肪を食べて、脂肪酸の膜をつくり、皮膚を弱酸性に保ちます。そうして酸に弱い病原体をシャットアウトしてくれているわけです。

ところが、殺菌作用のある薬用石けんで一日に何度も手洗いをすると、皮膚常在菌まで殺してしまううえ、皮膚常在菌がつくる弱酸性のバリアをはがしてしまいます。

すると、その下にある角質層にすき間ができます。こうなると、外界にいるウイルスや細菌が皮膚にくっつきやすい状態になります。

つまり、薬用石けんなどで皮膚をキレイに保とうとしすぎると、反対に、病原体が付着しやすい皮膚になってしまうということです。この状態をみなさんは「キタナイ」と感じるのではないでしょうか。

そうした皮膚は、アレルギーも引き起こしやすくなります。手を洗いすぎて肌がカサカサになると、角質層のすき間からアレルゲン（アレルギーの原因物質）が侵入し、アトピー性皮膚炎や乾燥性皮膚炎が生じてしまうのです。

ですから、よほどひどい汚れでない限り、薬用石けんは使わないほうがいいと私は思います。昔ながらの固形石けんであっても、使うのは1日に1～2回に抑えるほうが、皮膚をキレイに保つことができるでしょう。

うがい薬についても同じことがいえます。新型コロナ対策としてうがい薬がよいと騒がれたことがありました。しかし、ふだんのなんでもないときにも殺菌作用の強いうがい薬を使うと、のどを守っている常在細菌までやっつけてしまい、逆に風邪やインフルエンザなどのウイルスがのどの粘膜にくっつきやすくなってしまうでしょう。

新型コロナ感染拡大が続くなか、手洗い、うがい、消毒の重要性がますます叫ばれています。これらを怠ると「気が緩んでいる」ともいわれてしまいます。しかし現実には、それらの感染症対策に熱心な人も、多く感染しています。それはキレイすぎるあまりウィルスが侵入しやすい体になっているからとも考えられます。これではなんのための感染対策かわからなくなります。

薬用石けんでの手洗いや消毒、うがい薬などを過剰に使わないことは「気の緩み」ではなく、むしろ自然免疫を高めるための大きな選択と考えてみてはどうでしょうか。

細菌の「生きる環境」を奪ってはいけない

薬剤を使って身の回りの微生物を徹底して排除しようとする熱心さは、新たな病原体を生み出す危険性もはらんでいます。

多くの人は「大腸菌」と聞くと、「キタナイ」と思うでしょう。しかし、大腸菌は私たちの腸にすみ、大便をつくり出すために大切な働きをしてくれています。ビタミンを合成したり、腸に侵入してきた敵を真っ先に倒しにかかる番兵のような働きもします。異常に増えすぎれば悪さを始めますが、ほどほどには必要な細菌なのです。

人の体は、そんな大腸菌と切っても切れない穏やかな共生関係を続けてきました。ところが、先進国の人たちは、清潔志向の延長として抗生物質や消毒剤を乱用してきました。結果、大腸菌の「生きる環境」を奪うことになってしまいました。

大腸菌といえども立派な生きものです。生きる環境を奪われた大腸菌は、なんとか自分の生きる方法を模索したのでしょう。そうして、約２００種類もの「奇形」の大腸菌が現れました。食中毒で多くの人の命を奪ってきたＯ１５７は、その１５７番目に見つかった奇形の大腸菌です。

つまり、私たちの行きすぎた清潔志向が、かわいそうで危険な大腸菌の奇形種を生み出してしまったということです。

O157が給食室から発生しやすい理由

日本人のもっとも「いけない」ところは、いったん「悪」と決めると、徹底的に「いじめる」ことではないでしょうか。でも、細菌の世界を善悪で見てはいけません。

私たちの腸には、「腸内細菌」といって、大腸菌のほかにも乳酸菌やビフィズス菌、ウェルシュ菌などたくさんの細菌がすんでいます。

このうち、乳酸菌やビフィズス菌などは「善玉菌」と呼ばれ、大切に扱われています。でも、人の腸は善玉菌だけではうまく機能しません。「悪玉菌」と呼ばれる大腸菌も、「日和見菌」と呼ばれる細菌たちもいなければ、正常に働かないのです。「悪玉菌」と呼ばれる細菌も、腸には必要な存在だということです。

重要なのは善玉菌だけでなく、善玉菌と悪玉菌と日和見菌のバランスです。

しかも、腸内細菌叢のバランスが理想の状態に整っていると、病原性大腸菌O157は、あまり怖い菌でなくなることもわかっています。

Ｏ１５７は、赤痢菌の毒素に似た「ベロ毒素」を排出します。感染すれば、出血性の下痢と激しい腹痛をともないます。尿毒症症候群を併発すれば、血小板の減少や腎機能の低下が起こり、死に至ることもあります。

しかし実際のところ、Ｏ１５７はきわめて「やわな大腸菌」です。生きるエネルギーの相当部分を毒素産生のエネルギーに費やすので、生きる力がとても弱いのです。

したがって、細菌類がわんさといる「キタナイ」場所では生き残ることができません。ほかの細菌類にやられてしまうからです。

ですから、腸内細菌の数も種類も多い豊かな腸を持っている人は、Ｏ１５７の中毒は起こりません。私のように、腸のなかにわんさと細菌を飼っているようなキタナイ人間は苦手なのです。反対に、超清潔志向が高じて腸の細菌も減らしているキレイ好きの人は好まれてしまうでしょう。

実際、Ｏ１５７を飲み込むと、無症状の人、下痢をする人、重症化する人にわかれます。このうち、無症状の人はふだんあまり清潔に熱心でない環境にいることが報告されています。

なお、O157の生命力の弱さは、流行する環境を見てもよくわかります。

O157による食中毒は、私の大好きなインドネシアの屋台など、発展途上国では起こりません。雑菌がたくさんいる環境では、生命力の強い細菌にたちまち駆逐されてしまうからです。

O157による食中毒が起こるのは、先進国の学校給食やレストラン、スーパーの総菜売り場など、徹底した消毒で雑菌ゼロを目指している、世界でもっとも清潔な場所です。雑菌のいない環境では、やわな細菌も思う存分繁殖できてしまうのです。

「遺伝」より「環境」の影響が大きい

1万年前、食料を求めて厳しい生活を強いられていたころと比べて、現代は人類にとって快適で便利で、食料も豊富で、安全な環境です。医学も日進月歩の勢いで発展し、寿命も大きく伸びました。

しかし、現代はなんだかとても奇妙です。致命的な感染症で亡くなる人が少ないかわりに、死なないけれども慢性的な病気を抱えて生き続ける人が大勢います。そんな慢性疾患のために、苦しかったり不快だったりなどつらい思いを抱え、生活の質を落としながら長期間を過ごしている人が、どれほどいるでしょうか。

そんな現代を象徴するような疾患が、アレルギー性疾患です。

アレルギー性疾患は、免疫のバランスの崩れから起こってきます。その原因は免疫力の低下にあります。そして、人間の免疫力を低下させる原因は、清潔すぎる環境にあると私は考えています。

薬剤を使って自分や生活環境を過度に清潔にする「キレイ社会」によって、人類と共生してきた微生物や寄生生物が身の回りにいなくなり、これによって免疫システムは正常を保ちにくくなっています。

このことは、法政大学の故・千葉康則教授らが行った調査にも表れています。

千葉教授らは、沖縄県の児童のアレルギー性疾患の増加と社会的な諸条件との関係について研究しています。沖縄県の日本復帰を境にアレルギー性疾患の児童、とくにアトピー性皮膚炎の児童の増加が目立ってきたために行われた調査でした。

泥んこ遊びをする子どもはアレルギーになりにくい

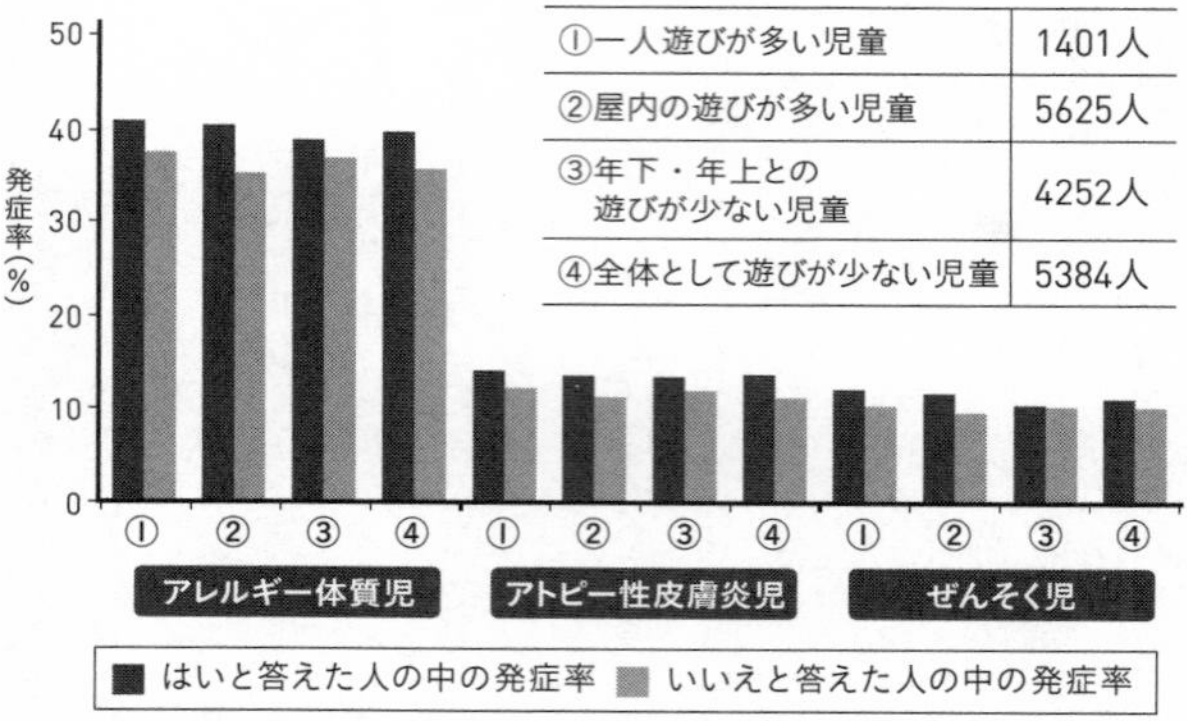

調査児童人数
※親の世代と比較した場合のアンケート調査

①一人遊びが多い児童	1401人
②屋内の遊びが多い児童	5625人
③年下・年上との遊びが少ない児童	4252人
④全体として遊びが少ない児童	5384人

日本小児アレルギー学会（中岡嘉子・千葉康則／1994年）
※p値は省略しました

この調査によって、両親や祖父母がアレルギー体質であると、57〜75パーセントの割合で子どももアレルギー性疾患を発症していることがわかりました。強い遺伝関係があることが認められたわけです。

しかし、アレルギー性疾患の増加の原因を考えると、遺伝だけでは説明できないことがわかりました。むしろ、遺伝因子よりも環境的因子のほうに強く影響されているという結果が得られたのです。

それを調べるための調査も行われました。

第1子がアレルギーになりやすい

調査児童人数

①第一子	3639人
②それ以外	6479人

（※一人っ子は除く）

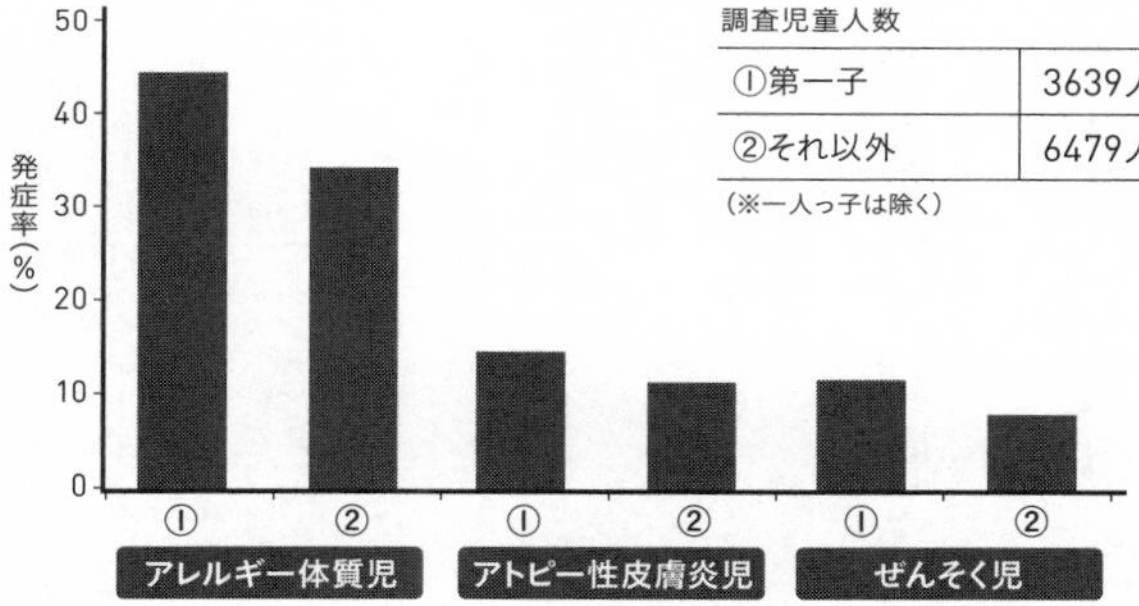

母親が働いていると子どもがアレルギーになりにくい

調査児童人数

①母親が働いていない	3301人
②母親が家で仕事をしている	1477人
③母親が外で仕事をしている	5747人

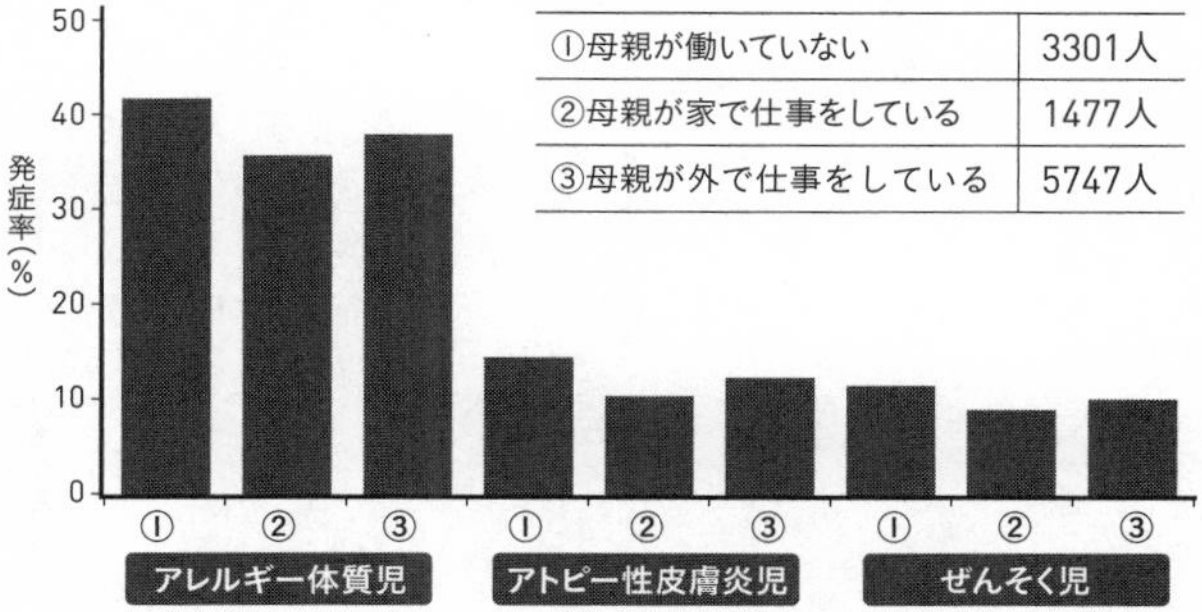

日本小児アレルギー学会（中岡嘉子・千葉康則／1994年）
※p値は省略しました

結果、とくに興味深いのは、外で泥んこ遊びなどをしている子どもは、屋内で遊んでいる子どもたちはアレルギーになりにくいと示されたことです。

また、家族の形態では、兄弟の数が多いほどアレルギーにならないこと、第一子のほうがそれ以外の子どもに比べてアトピー性皮膚炎、気管支ぜんそくのいずれも発症率が高かったこと、母親が働いていない子どもにアレルギーになりやすい子どもが多いことなども明らかにされました。

この調査は、免疫力を総じて高めるには、育つ環境が重要であることを示しています。アレルギー体質になるということは、前述したように自然免疫力が低く、獲得免疫のバランスが崩れている状態であることを表しているのです。

赤ちゃんを無菌状態で育てるのはキケン

千葉教授の調査結果を見て、「最初に生まれた子どもは大切に育てられるため、社会に出てからストレスを感じやすく、アレルギーになりやすいのだろう」という意見も出されました。

しかし、「キレイにしすぎ」が子どもたちをアレルギー性疾患に導いていると見るほうが妥当と、私は考えます。

第1子というのは、初めての子どもで、親もどうしても神経質になりやすいものです。授乳の際、哺乳瓶は煮沸してからでないと使わない、乳首も消毒してからでないと与えない。赤ちゃんが口に入れそうなものはすべてアルコール消毒する。

しかし、授乳したり手に触れるものを口に入れたりすることは、赤ちゃんが身の回りの細菌を腸にとり込む大切な機会です。

私たちの腸内細菌叢は、多種多様な細菌がバランスよくいるときに免疫力も強化されることはお話ししました。赤ちゃんのために無菌状態をつくってあげようとすることは、腸内細菌叢の多様性を乏しくし、免疫力が低下しやすい状態にすることを意味します。そうなると、アレルギー性疾患も起こりやすくなってしまうのです。

一方、2番目、3番目の子になると、親は第1子のときほど神経質でなくなります。私にも経験がありますが、子育てに慣れることもありますし、忙しくてかまっていられないという理由もあります。そんなふうに、ほどよくほったらかしで育った子どものほうが、アレルギーになりにくいのです。赤ちゃんは、思う存分、いろいろなものをなめ、腸内細菌叢を豊かに築いていけるからです。

また、子どもの多い家庭では、兄弟姉妹と遊ぶなかで、兄や姉が持ち込んだ風邪のウイルスに感染する機会も多くなります。そのため、幼いころから自然免疫力が高まります。母親が専業主婦だと、アレルギーになる子が多くなるのも、同じことです。子どもに目が十分に届くため、「そんなところを触ったらキタナイ」「手洗いとうがいをきちんとしなさい」と子どもに注意しがちです。しかし、泥んこ遊びをする子どものほうがアレルギーになりにくいのです。

子どもを免疫力の高い子に育てたいなら、泥んこ遊びに限らず、キタナイことをたくさんさせて育てたほうがよいでしょう。それがアレルギー体質にしないだけでなく、新型コロナのような新興・再興のウイルスが現れたとき、たくましく立ち向かっていける心身をつくるのです。

清潔で文明的な生活ほど免疫力が低下しやすい

ロンドン大学衛生熱帯医学大学院のストラッチャン博士の研究でも、千葉教授の調査と同じような結果が出ています。

ストラッチャン博士は、子どもを保育施設に預ける年齢と、アレルギーの関係も調べています。結果、早くから保育園に預けられた子は、アトピー性皮膚炎になりにくいということでした。一方、収入とアトピー性皮膚炎の罹患率にも相関があり、所得の少ない家庭の子どものほうが発症しにくいという結果でした。

つまり、清潔で文明的な生活を送っている人ほど、免疫力が低下してアレルギーになりやすいということです。反対に、泥んこ遊びなど外でたくさん遊んだり、感染の機会の多かったりする子ほど、免疫力が高まります。

そうだというのに、日本の清潔志向は高まるばかりです。電車のつり革につかまったり、エスカレーターの手すりに触れたりしただけで、手をアルコール消毒する人も多くなりました。砂場で遊ばせない親も多くなっています。

反対に、抗菌作用のある肌着やグッズ、オモチャなどが人気です。抗菌剤がデリケートな皮膚や常在細菌にどのように影響するのか、そちらの心配はしないのでしょうか。

人類は地球上に誕生してからこれまで、薬剤で身の回りの雑菌を排除するような時代を過ごしたことがありません。消毒するとしても、熱湯をかけたり、太陽の下に干したりする程度でした。薬剤を使って身の回りの雑菌を排除する「キレイ社会」は度を越しています。このことが免疫力を低下させ、感染症にかかりやすい体質をつくり、アレルギー性疾患や自己免疫疾患、がん、うつ病など、現代人に多くて治りにくい病気の数々を生み出す背景になっています。このことに一日も早く気づいてほしいと願います。

「キレイ社会」と決別すべきときが来ている

今、欧米では自然回帰の生き方が見直されています。

「キレイ社会」で生きることが、自らを病気になりやすい心身にしてしまうと、多くの人が気づいています。細菌やウイルスは私たちを病気にすることもありますが、私たちの健康に貢献してくれてもいるのです。

その証拠に、アメリカでは『Ｅａｔ Ｄｉｒｔ』（ジョシュ・アックス著）や『Ｌｅｔ Ｔｈｅｍ Ｅａｔ Ｄｉｒｔ』（ブレット・フィンレー＆マリー＝クレア・アリエッタ著）など、「土を食べる」と銘打つ書籍がベストセラーになっています。前著は『すべての不調をなくしたければ除菌はやめなさい』（藤田紘一郎監訳、文響社）、後著は『「きたない子育て」はいいことだらけ！』（熊谷玲美訳、プレジデント社）というタイトルで日本でも出版されています。

また、『あなたの体は9割が細菌　微生物の生態系が崩れはじめた』（アランナ・コリン著、矢野真千子訳、河出書房新社）、『失われてゆく、我々の内なる細菌』（マーティン・J・ブレイザー著、山本太郎訳、みすず書房）なども、キレイ社会の弊害を訴えてアメリカではベストセラーになった本です。

今、欧米ではこうした本が次々に出版され、たくさんの人たちに読まれています。

しかし、日本ではあまり興味を持たれません。

私がもっとも危惧するのは、コロナ禍が去ったあと、手洗いや消毒に熱心になっている日本人の自然免疫力が、どのくらい低下しているだろうか、ということです。

だからこそ気がついた人から、自然免疫を高めるために、自然のなかで「キタナイ」ことをたくさんしてほしいのです。

土をいじり、動物や昆虫に触れ、泥んこ遊びをする。山に登り、海で泳ぎ、川で魚を釣る。これだけで、私たちは自然免疫を高めていけます。

でも、細菌を怖がっていては、外に出ていくこともためらわれるでしょう。

まずは「細菌やウイルスは悪いものだ」「風邪を引くのが怖い」という思い込みを捨てることです。さまざまな雑菌とふれあう機会を増やすことは、自然免疫力を高め、アレルギーを予防し、新型コロナの重症化を防ぐためにも欠かせないことなのです。

第5章

免疫力の7割は腸で決まる

抗体が腸内細菌を選んでいる

免疫力を総合的に高めるためには、腸によい生活をすることです。

人の免疫力の7割は腸でつくられているからです。腸は、人体最大の免疫器官です。その免疫力の構築に働いているのが、腸内細菌です。

細菌たちは、仲間たちと集落（コロニー）をつくって腸壁に広がっています。そうした姿がまるでお花畑のように美しいことから、腸内細菌叢は「腸内フローラ」とも呼ばれています。

では、腸内フローラは、どのように築かれるのでしょうか。

ここでも、免疫が重要ポイントになります。

腸の上皮細胞の表面には、粘液があります。栄養素にまぎれて病原体が体内に侵入しないように、この粘液には殺菌物質やウイルスを不活化する成分が含まれています。

また、ＩｇＡ抗体も大量に存在しています。ＩｇＡ抗体は、腸粘膜のなかにあって、侵入してくる病原体を殺すための物質と考えられてきました。

ところが最近の研究によって、腸にどの細菌をすまわせ、どの細菌を排除するのか、それを決めているのもＩｇＡ抗体であることがわかってきました。

人は誕生とともに、免疫ゼロの世界から雑菌だらけの世界へと飛び出してきます。まず赤ちゃんが吸い込むのは、お母さんの産道にいる細菌たち。そして、出産でいきむ際にお母さんがほんのちょっともらす大便から、お母さんの腸内細菌も受けとります。

その後、助産師や医師、看護師など分娩室にいる人たちの呼気とともに排出された細菌や、お母さんの肌にいる細菌、抱っこしてくれる人たちの細菌など、さまざまな人とふれあうことで、たくさんの細菌を腸にとり込んでいきます。

赤ちゃんが動くようになると、手に触れるものはなんでもなめるようになりますし、ハイハイした手足もチュパチュパなめます。床にもテーブルにも空気中にも、雑菌がたくさんいます。その多くは、土壌菌の仲間であることがわかっています。赤ちゃんは、そうした細菌をどんどんとり込むことで、自らの腸内フローラの組成を豊かに築いているのです。

だからといって、すべての細菌をすまわせるわけではありません。どの細菌を腸にすまわせ、どれを受け入れないのかは、ＩｇＡ抗体が選別しているのです。

ＩｇＡ抗体がくっついた細菌だけが、腸内の粘液にすみつくことができます。そうでないものは定着できません。こうしたシステムが、生まれたばかりの赤ちゃんの腸にはすでに築かれているのです。

ＩｇＡ抗体は腸の粘液でつくられます。また、母乳にもふくまれます。とりわけ、母親が初めて出す初乳には、たくさんのＩｇＡ抗体があります。初乳の重要性は昔から知られていました。生後まもない赤ちゃんの感染症を防ぐためです。けれども実際には、細菌を腸にとり込むためにも必要だったのです。

こうして人は、ＩｇＡ抗体の力を借りながら、腸内フローラの多様性を築いていきます。その組成は3歳までにできあがります。その後は、どんなにすばらしい細菌が入ってきても、腸にすみつくことは許されないこともわかってきています。

腸内フローラの理想のバランスとは

腸内細菌の大半は、土壌菌や、私たちの肌にいる皮膚常在菌、納豆など発酵食品に含まれる細菌などで構成される「フィルミクテス（ファーミキューテス）門」の細菌類です。

次に多いのが、「バクテロイデス（バクテロイデーテス、グラム陽性細菌）門」の細菌類です。

これらはいずれも「日和見菌」と呼ばれる腸内細菌です。

それに対して、大腸菌などの悪玉菌を含む「プロテオバクテリア門」の細菌や、ビフィズス菌など善玉菌を含む「アクチノバクテリア門」の細菌類はそれぞれ、腸内細菌全体の10パーセントくらいしかいなかったのです。

つまり、腸内フローラの大部分は、日和見菌です。

なお、人が生後3年までに築いた腸内フローラの組成は、まるで指紋のように一人一人異なり、一生変わらないこともわかってきました。

ただし、善玉菌の数が増えたり、悪玉菌が増えたりという数の変動は日々起こっています。この数の変動が、私たちの体調や健康状態に大きな影響を与えています。

そこには、日和見菌が大きく関与しています。

日和見菌は、免疫力が高いときにはおとなしいけれども、免疫力が低下すると悪さを始める性質を持ちます。一方で、善玉菌と悪玉菌のうち、優勢なほうに味方する性質もあるのです。

つまり、善玉菌が優勢になれば、腸内の最大勢力の日和見菌がいっきに善玉菌に味方をして、体調も便通もよくなります。反対に、悪玉菌が数を異常に増やしてしまうと、日和見菌が雪崩を打つように悪玉菌の味方を始め、体調も便通も悪くなるのです。

ですから問題なのは、腸内細菌の数と、腸内フローラのバランスです。

理想は「善玉菌2、悪玉菌1、日和見菌7」のバランス。この状態に整っていると、最大勢力の日和見菌が善玉菌に味方します。こうなると免疫機能が十分に働き、感染症で重症化しにくく、アレルギーにもなりにくい状態が保たれるのです。

腸は3つの砦でバリアを張る

腸は、水分や栄養を吸収するために、いつも開かれている場所である必要があります。けれども、ウイルスなど害をなす異物の侵入は困ります。

そこで腸は、生命維持の要となる栄養素の吸収をしながら、病原体の侵入を防ぐバリア機能を働かせています。

腸のバリア機能としては、３つの砦があると考えられています。

【1の砦】腸内フローラが、病原性の高い菌を排除する「環境因子バリア」

【2の砦】腸の上皮細胞のつなぎ目が強力に結びついて頑丈な壁となり、防御の役割を果たす「物理的因子バリア」

【3の砦】粘膜細胞の表面に分厚い粘液層をつくり、抗菌ペプチドの分泌などを行う「生物学的因子バリア」

腸は、このように三重にもなる防御の砦を備えています。

こうして考えると、腸をしっかり整えておけば、外から侵入してくる細菌やウイルスにそこまでおびえる必要はないとわかります。

ところが、この三重にもなる砦が、崩れてしまうことがあります。

原因となるのが、偏った食事や暴飲暴食、感染や遺伝的な素因による炎症、抗生物質など薬剤の使用、そして過度のストレスです。私たちの生活習慣やストレスが、腸の防御の砦を崩す原因になってくるのです。

腸のバリア機能の破綻は、免疫系の制御異常を引き起こし、食物アレルギーや経粘膜感染症など、さまざまな疾患の発症の原因となります。近年、患者数を増やし続けている潰瘍性大腸炎やクローン病などの炎症性腸疾患も、腸管のバリア機能の破綻が原因の一つとして考えられています。

腸管免疫の主役「パイエル板」

腸には、防御の砦に加えて、強力な免疫システムも整えられています。

腸は人間にとって最大の免疫器官です。リンパ球のＢ細胞やＴ細胞の大部分が、腸に集まっています。全身のＢ細胞の約70パーセントがここに分布し、ＩｇＡ抗体を主とする抗体が毎日約３・５グラムもつくられています。

腸にて免疫の働きを担っているのは、「パイエル板」という、腸管特有の組織です。腸管を顕微鏡で見ると、小腸絨毛の間に存在するドーム型の組織が見えます。それがリンパ小節が集合するパイエル板です。とくに小腸下部の回腸に多く存在します。

パイエル板の上部には薄い粘液があり、病原菌をそのまま細胞内にとり込みます。パイエル板のもっとも外側には、「Ｍ細胞」という特殊化した細胞があります。このＭ細胞が腸管での免疫応答の起点になります。その内側では、ヘルパーＴ細胞やＢ細胞などが待ち構えています。

私たちの体内では、毎日約５０００から1万個ものがん細胞が発生しています。がん細胞はもともと身内の細胞が突然変異を起こし、異物化したものです。そのため、免疫細胞ががん細胞をたたく力はそれほど強くありません。しかし、パイエル板で訓練されたＴ細胞は活性化されていて、がん細胞を攻撃する力が強くなることがわかっています。

腸内フローラを元気にする7つの方法

腸管免疫にもっとも影響を与えているのが腸内細菌です。

腸内細菌は腸で免疫細胞をたえず刺激し続け、免疫力を強化しています。

たとえば、乳酸菌を与えると免疫が増強されることがよく知られています。乳酸菌の細胞壁には強力な免疫増強因子があって、それが腸にいるT細胞やB細胞を刺激していることがわかっています。

ですから、免疫力を強化する方法とは、実はとても簡単です。腸内フローラを理想の状態に整えていけばよいのです。

そのための方法を「腸内フローラ健康法」と私は名づけました。

腸内フローラが美しく、バランスもよく、多様性豊かに育つと免疫力は高まります。そうなると、感染症にかかりにくく、かかっても重症化しにくい体になっていきます。がんやアレルギーにならないばかりか、心まで安定していきます。腸の蠕動運動も活発になり、便秘が解消され、肌の状態も整っていきます。
そのための方法は、わずか7つです。ここを日常生活のなかで、意識していきましょう。まずはできるところから、少しずつでも始めることが大切です。

【1】野菜や豆類、果物類、全粒穀類などの植物性食品をとる

植物性食品は腸内細菌のとてもよいエサとなります。腸内細菌は、好物をエサにすると数を増やし、活動力を高める性質があります。植物性食品をメインに食事をしていると、多様性の豊かな腸内フローラを築けます。

【2】発酵食品を食べる

発酵食品には、腸内細菌の仲間である細菌やそのエサが豊富です。腸内細菌には、仲間の細菌が入ってくると、働きを活性化させる性質があります。また、仲間の細菌がすんでいた溶液は、腸内細菌のとてもよいエサになります。

【3】食物繊維やオリゴ糖をとる

食物繊維もオリゴ糖も、腸内細菌の大好物です。食物繊維は、大腸菌など悪玉菌のエサにもなりますが、これをエサにしていると悪玉菌は異常増殖しないことがわかっています。また、オリゴ糖は善玉菌であるビフィズス菌のよいエサになります。

【4】加工食品や食品添加物などの入った食品をできる限り避ける

加工食品には食物繊維がほとんど含まれません。腸内環境を整えるどころか、悪玉菌や一部の日和見菌ばかり増やす原因になります。また、化学合成された食品添加物は腸内細菌にダメージを与えます。こうしたものを日常的に食べていると、腸内フローラが貧弱になり、腸の正常な機能が働かなくなります。

【5】よく噛んで食べる

唾液には抗酸化成分が多く含まれます。加工食品や食品添加物のなかには、細胞の酸化をうながす物質が含まれていて、それが免疫機能を損傷し、腸内細菌にダメージを与える可能性が高いと考えられます。よく噛んで食べると、唾液と一緒に抗酸化成分の分泌を促進できます。また、腸の消化吸収の働きを軽減できます。

【6】適度な運動をする

運動不足の人が多くなっています。運動不足でいると、人間の脳は現在が「冬」と判断し、代謝を低下させ、脂肪を蓄えさせるなど、エネルギーの産生力を落とさせます。当然、腸の働きも低下し、腸内細菌にも悪影響を与え、免疫力も落ちます。だからといって、翌日にまで疲れを残すほどの激しい運動をしてしまうのも体にはよくありません。1日に30～40分間歩く程度でもよいですし、ストレッチを心地よい程度に行うのも◎。スクワットや四股踏みなどの筋トレもおすすめです。

【7】自然とふれあう

私たちの腸内細菌の大半は、土壌菌の仲間です。乳酸菌も土にいますから、土壌菌の仲間といえるでしょう。自然のなかに出かけていき深呼吸したり、土をいじったり、アウトドアを楽しんだりすると、土壌菌を吸い込むことができ、腸内細菌を元気づけることができます。

「理想の大便」は必ず出る

腸内細菌の働きは、多種多様です。病原体を排除して、免疫のおよそ70パーセントをつくる手伝いをしています。食べものの消化を助け、ビタミンを合成しています。幸せ物質であるドーパミンやセロトニンの前駆物質を脳に送ってもいます。

腸が原因と考えられる病気が脳から心臓、そして関節にまで及ぶのは、腸内細菌のそうした働きがあるからです。腸内フローラがバランスを崩すと、まさに万病へとつながっていくのです。

反対に、腸内フローラのバランスを整え、腸を健全に働かせれば、病気を予防して健康を増進できるということです。

そのために真っ先に実践してほしいのが、腸内細菌のエサとなる食べものをしっかりとることです。それが、植物性食品です。

とくに植物性食品に含まれる食物繊維が、腸内細菌の大好物です。なかでも、水に溶ける水溶性のものを腸内細菌はより好みます。

一方、不溶性の食物繊維にも重要な役割があります。腸内のカスや細菌の死がいをからめとりながら、便のカサを増やし、便通を起こしやすくしてくれます。このため、不溶性食物繊維の摂取量が減れば、腸内に不要物が残って腐敗菌を増殖させる一因になっ

腸内細菌の大好物「食物繊維」の豊富な食べもの

水溶性食物繊維	腸内細菌のエサとなり、腸内環境を改善する。血糖値の上昇をゆるやかにし、よぶんなナトリウムを排出するなど、生活習慣病の予防にも役立つ。

〈豊富な主な食品〉 海藻類（昆布、ワカメ、ヒジキなど）、コンニャク、豆類、玉ネギ、ラッキョウ、ニンニク、ゴボウ、アボカド、ネバネバ食品（納豆、オクラ、モロヘイヤ、ヤマイモ、里芋など）、もち麦など。

不溶性食物繊維	腸のなかの不要物をからめとりながら、便の排出をスムーズにして便秘を予防する。

〈豊富な主な食品〉 香味野菜（シソ、パセリ、ニラなど）、キノコ類、乾物、豆類、ネバネバ食品、ゴボウ、玄米など。

てきます。

排便量が減少するということは、腸内環境が悪くなっていることを示すシグナルです。

ですから、おなかに便を残さず、「理想の大便」を出すには、十分な量の食物繊維をとることが重要です。

ちなみに、理想の大便とは、「量はバナナ3本分、便切れが爽やかで、練り歯磨きや味噌の硬さ、黄褐色で臭いはかすか、ゆっくり水に沈む」というもの。バナナ1本はだいたい100グラムですから、理想のウンコは300グラムです。400グラムも出れば、パーフェクトです。

便切れとはトイレットペーパーに大便がつ

かない状態のこと。ゆっくり水に沈むのは、食物繊維をしっかりととれている証拠です。食物繊維が腸内細菌によって分解されるとき、ガスが出ます。そのガスを多く含んでいると、大便は水に浮かびます。

なお、腸内細菌の出すガスの多くは、水素やメタンで臭いはほとんどありません。しかし、腸内バランスが乱れて悪玉菌優勢の状態になると、アンモニアや硫化水素、インドールなどのガスが多くなるので、大便も臭くなります。そのガスは、おならとしても出てくるので、おならも大変臭いものになります。

つまり、大便やおならが臭いということは、腸内バランスが悪玉菌に偏っている状態であることを表しています。

理想の大便は、「食物繊維を意識してきちんととる」という日々の食事しだいで必ず出るようになります。

食物繊維の摂取量が減るとうつ病になりやすい

食物繊維によって腸内の環境を良好に保つことがいかに重要かを示す、興味深い事実が近年明らかになってきました。

米国国立がん研究所は、野草や豆類、穀類などを多くとれば免疫力が上がってがんを予防でき、アレルギーも抑えられるという研究結果を発表しています。腸内環境が整うと腸の働きがよくなり、免疫力も総じて高まるからでしょう。

ところが困ったことに、日本人が摂取する食物繊維の量は年々減少しています。とくに野菜の摂取量が極端に少なくなってきているのです。

私たちの体のしくみや働きは、草や木の実を食べていた1万年前の祖先とほとんど変わっていないことはお話ししました。したがって、私たちの体は、野菜や豆類、全粒穀類などを日ごろからきちんととることで、正常に働くようできています。

実際、食物繊維の摂取量の減少は、私たちの心身に重大な悪影響を与えます。免疫力が低下し、感染症にかかりやすくなるのもその一つです。

また、日本ではうつ病になる人が多くなっています。昔はほとんどなかったうつ病が、なぜ急激に増えているのでしょうか。

ここにも、食物繊維の摂取量の減少があると私は考えています。食物繊維をとる量が減ると腸内フローラのバランスが乱れます。すると、精神的に落ち込むことが多くなってしまうのです。

うつ病は、脳内のセロトニン量が減少すると発症します。セロトニンは、脳のなかで幸福感を伝える神経伝達物質で、「幸せホルモン」とも呼ばれています。

そのセロトニンの分泌に働いているのも、腸内細菌なのです。

セロトニンは、たんぱく質に含まれる必須アミノ酸の一つ「トリプトファン」を原料につくられます。ただし、トリプトファンだけがあっても、セロトニンは分泌されません。腸のなかで、たんぱく質からトリプトファンへ、そしてセロトニンの前駆物質である5-ヒドロキシトリプトファン（ＨＴＰ）へと分解されていく必要があります。この各段階で必要となるのが、ビタミンＣやビタミンＢ群です。

ビタミンＢ群は緑黄色野菜や肉類、大豆食品、玄米などに含まれます。でも、これらを食べただけでは、吸収できません。ビタミンＢ群を合成しているのは腸内細菌です。このため、腸内細菌のバランスが乱れると、ビタミンＢ群の合成量が減り、５－ＨＴＰを十分につくれなくなります。

脳内のセロトニンは、腸から送られてきた５－ＨＴＰを材料に分泌されます。よって、腸内細菌がバランスよく増えていないと、脳内のセロトニン量も多くならないのです。

脳内のセロトニン量が減れば、幸せを感じる力が低下します。この力が落ちるからこそ、イライラしたり不安感が強くなったり、「自分はダメだ」と落ち込んだり、ときには死にたくなったりします。ストレスを非常に感じやすい状態であるため、自然免疫も低下しやすくなっています。

反対に、脳内のセロトニン量を増やして、幸せを感じる力を高めれば、日常のなかのささやかなできごとに喜びをたくさん見つけられるようになり、毎日を「楽しい」と感じることができます。それによって自然免疫力も生きる力も高まっていくのです。

自殺をくい止めるいちばんの方法

日本は先進国のなかで自殺率がもっとも高い国です。

自殺の原因として経済の低迷や格差社会、成果主義を重んじる日本社会の傾向などが指摘されています。

また、コロナ禍は多くの人の心身に暗い影を落としました。2020年11月10日の報道によれば、10月の自殺人数は全国で2153人、前年の同時期より614人も増えました。自殺者は7月以降4カ月連続で増え続けています。新型コロナ拡大の影響で、職を失ったり、経済的にダメージを負ったり、先行きの見えない状況に絶望したりした人たちが多いのだと思います。

新型コロナで亡くなった人が現時点で約2000人で、自殺した人は10月だけで約2000人。単純に比べてよいはずもありませんが、私たちが今、本当にしなければいけないのは何なのか、と思うところは大きいでしょう。

なお、世界で自殺者の少ない国の一つにメキシコがあります。メキシコは日本よりずっと貧困者の多い国で、治安もよくありません。それなのに、メキシコ人は自殺をする人が少ないのです。

調べてみると、メキシコ人は世界でもっとも多く食物繊維を摂取していることがわかりました。メキシコ人は食物繊維を1人当たり1日93・6グラムもとっています。日本人の摂取量はその4分の1くらいで、しかもその量は年々減少していることは、統計上明らかです。

食物繊維の摂取量が多いということは、腸内フローラが豊かに育まれていることを示します。腸内フローラが豊かならば、脳内のセロトニン量も増え、幸せを感じる力も生きる力も高まります。

社会的な状況は自分一人の力で変えられなくても、食物繊維の摂取量は今日からでも増やせます。155ページに掲載したような食品を食べればよいだけだからです。

「つらい」「死にたい」と思う気持ちがもしも起こってしまうことがあったならば、とにかく食物繊維の摂取量を増やすことが大切と私は考えます。

食品添加物をとりすぎない

日本人の腸内細菌数が減少し、免疫力や生き力が低下しやすくなっている背景には、抗生物質の使いすぎや保存料など食品添加物入りのものを食べすぎていることも大きい、と考えられます。

実際、抗生物質を飲むと腸内細菌の数が大幅に減ることがわかっています。

一方、食品中の保存料に関しては、反論もあります。

食品中の保存料は人間に摂取された時点でほかの食べものや体内の水分により希釈され、さらに消化酵素によって分離されます。腸内細菌の数は食品中の細菌数よりはるかに膨大で、腸内細菌の数を減らすような高濃度の保存料が腸に到達するようなことはあり得ないともいわれます。

たしかに、保存料などの食品添加物入りの食品ばかりとっていると腸内細菌が確実に減ったというデータは見当たりません。健康の害になるとわかっているような実験を、人体を使って行うことなどできないからです。

現代は、食品添加物入りの加工食品であふれています。インスタントラーメンやレトルトカレー、冷凍食品、ソーセージ、ハム、パンやケーキ、ケチャップや焼き肉のたれ、ドレッシングなどの調味料、スナック菓子など、あらゆるものが食品添加物を大量に使ってつくられています。

こうしたものを日常的に食べている人は、ぜひご自身の毎日の大便を観察してください。前述したような理想の大便が出ることがあるでしょうか。そうした食品を日常的に食べている人の大便量は少ないはずです。

しかも、一過性に使用する抗生物質とは異なり、食品添加物入りの食品の味に慣れてしまうと、長期間、継続的に食べてしまいます。この問題は大きく、腸内フローラを乱し、免疫力を低下させる原因にもなってきます。

ではなぜ、私たちは食品添加物入りの食品をあたりまえのように口にするようになったのでしょうか。

最大の理由は「便利だから」です。保存料やｐＨ調整剤などを使えば細菌の繁殖を防げて日持ちがするようになります。着色料を使えば色どりをよく、鮮度を演出できます。香料を使えば、食欲をそそるおいしそうな香りを添えられます。いろいろな添加物を混ぜた「魔法の粉」を使えば、わずか3分でとんこつ味のおいしいスープを食べられる時代を、私たちは生きているということです。

こうしたものを「おいしい」と食べることは、生物としておかしなこととは思いませんか。

それなのに、今や食品添加物は「添加」の域を越え、「添加物のための添加物」まで登場するようになり、「食の化粧品」ともいわれるようになっています。

細かく刻んだ豚肉を亜硝酸ナトリウムで赤く発色させて、結着材のリン酸塩を入れて、デンプンを加えれば、肉の量が倍にまで膨らみます。化学調味料も入れて、味を整えればソーセージができあがります。そんな具合に、多くの食品にさまざまな添加物が多量に使われています。

私たちの調査によって、このような添加物を含む加工食品を頻繁に食べていると、アレルギー体質になりやすいことが明らかになっています。腸内細菌がダメージを負うからです。

また、徳島大学の宮本賢一教授（分子栄養学）は、食品添加物や加工食品に多く含まれているリンが老化促進につながり、寿命を縮めていることを見出しました。ネズミに低リン食を食べさせたところ、長寿をもたらす「Ｓｉｒ」という遺伝子の仲間の発現量が増加し、さらに糖を分化する酵素の働きが低下しました。

また、ハエの実験では、低リン食で15パーセント寿命がのび、高リン食で寿命が縮まることが確認されています。

人は便利さを追求した結果、さまざまな加工食品やインスタント食品をつくり出してきました。しかし、これらの食品は免疫システムを衰えさせたり、人の細胞の老化を早めたりする作用があるのです。

免疫力を上げたければ、スナック菓子を食べない

食物繊維の豊富な食品は、よく噛まないと飲み込めません。ここも大切です。

よく噛むと脳の海馬や扁桃体が活性化し、免疫力が高まることが知られています。ところが最近では、噛まずに食べても幸福な刺激が脳に直行する食べものが増えています。その一つがスナック菓子です。

ふつう食事をするときには、噛むことが必要です。少しずつ噛みながら食べている間に血糖値がゆっくり上がり、脳にエネルギーを与え、幸福感が生み出されます。

しかし、スナック菓子は噛む必要がほとんどありません。それでも私たちがおいしいと思うのは、口に入れた瞬間に「うまみ」を感じるようにつくられているからです。

スナック菓子につけられている甘味や塩味や油脂などの「うまみ調味料」は、噛まなくても強烈な幸福感が脳に直行するようにできています。こうしたものばかり食べていると、噛むことで脳を活性化したり、免疫力を高めたりできなくなってしまうのです。

私たち人間は、自然界で約38億年という長い年月をかけて生物が進化するなかで誕生した種族です。自然界で噛まずにエネルギーを得られるような食べものは、ほとんどありません。噛まずにおいしいと感じるものを食べることは、生物としておかしなことです。

私は、「ひとくちに30回は噛みましょう」とよくいっています。スナック菓子やファストフードは30回も噛めば口のなかがベチャベチャになり、吐き出したいくらいの嫌な味になります。このような「よく噛むと嫌な味になる食品を避ける」ことも、免疫力を高めるには必要でしょう。

あるメーカーでは、菓子にまぶした「うまみ調味料」を従来品の２・５倍に増やしたところ、売れ行きが爆発的に増えたといいます。それを食べて感動した人たちの脳は、スナック菓子による快感を求めて暴走しているのです。

日本人の腸には日本古来の発酵食品がなじむ

では、免疫力を高めるためには、具体的にどのような料理がよいでしょうか。

日本人の腸内フローラには、日本の伝統食がもっとも適していると私は考えます。

そもそも、日本の伝統食には、腸内フローラの多様性を豊かにし、免疫力を高めるような食品が多いことが知られています。そのことが日本人を世界一「長寿の民族」にした一因となっていることは、間違いのないことでしょう。

また、日本の伝統食品からよく見つかるのが、植物性乳酸菌などの発酵菌です。漬け物や味噌、醤油などに多く存在します。

乳酸菌は腸のなかで酸をつくり、腸内フローラのバランスを整える働きがあります。また、腸の細胞の新陳代謝を支え、免疫機能を高め、若さを保ち、アレルギー反応やがん細胞の増殖を抑えたりもします。

東京農業大学の岡田早苗教授は、ネズミに牛乳を飲ませたグループと、ラクトバチルス・プランタラムという乳酸菌で発酵させた牛乳を飲ませたグループにわけて、腸管に分泌されるIgA抗体の量を、サルモネラ菌を感染させた時点で比較しました。

結果、乳酸発酵させた牛乳を飲んでいたネズミは、有意に高い抗体化を示しました。

岡田教授らは、米糠、麹、酒粕などから乳酸菌を分離し、その乳酸菌の抗がん性も調べています。試験管内での実験ですが、90パーセント以上の確率でがんを抑えたと報告されました。

乳酸菌関連の食品というと、ヨーグルトをまず思い浮かべる人が多いでしょう。ですが、日本人は昔から糠漬けや味噌、納豆などの植物性の発酵食品から乳酸菌をとってきました。日本で、庶民がヨーグルトを日常的にとるようになったのは、１９５５年以降のことで歴史が浅いのです。それに対して味噌や醤油などから摂取した植物性乳酸菌の歴史は長く、日本人のおなかには植物性のほうがなじむと思われます。

さらに、伝統的な日本食はオリゴ糖を多く含みます。オリゴ糖は熱や酸に強く、胃酸や消化酵素によって分解されず、大腸まで到達しやすい特性を持っています。そうして大腸に多くいるビフィズス菌のとてもよいエサになります。

大腸内でビフィズス菌が増えて善玉菌が優勢になれば、悪玉菌が減ります。こうなると腸の働きも活性化し、排便力も高まります。

日本栄養学・食糧会のデータによれば、オリゴ糖を飲んで腸内フローラの変化を見たところ、摂取前には17・８パーセントを占めていたビフィズス菌が、摂取１週間後には38・７パーセント、２週間後には45・９パーセントにも増えていました。

しかし、オリゴ糖の摂取をやめると、１週間でもとの状態にほぼ戻ってしまいました。

オリゴ糖は大豆やゴボウ、玉ネギなどに多く含まれますから、これらを使った食品を積極的に食べ続けることが必要です。ただし、一度に大量に摂取すればよいというものではなく、毎日少しずつとり続けることが大切です。

味噌汁を食べることが「医食同源」の実践に

世界平均寿命ランキングの第1位は、現在、男女ともに香港で、過去5年連続首位を記録しています。日本は女性が2位で、男性は3位です。

香港が、世界一の長寿国となった理由はどこにあるのでしょうか。

香港在住の中医学博士の楊さちこさんは、その理由を「香港人は昼と夜の食事の前に必ず温かいスープを飲んでいる」と述べています。

中医学では、冷えは万病のもととされ、心も体も固まらせると考えられています。消化のよい温かいものをとって、体の内側から温めてうるおしていけば、心も体もリラックスします。このような食習慣が、若さの維持や健康長寿のもとになるのです。

香港では、スープの素材の代表は鶏です。中医学では「鶏は体を温め、胃やすい臓の働きを助ける滋養食」とされ、疲労回復や体力増進のためによく使われています。

そもそも香港には、「医食同源」の考え方が根づいていて、食事に気を配って「不老長寿」を目指すことが常識となっています。そのなかでも、「冷えを嫌って温めること」に注目した毎日の温かいスープが、香港人を長寿にしたと考えられています。

日本でも、昔から味噌汁を食べる食習慣があります。最近では、味噌汁をあまり食べなくなっている人も多いと聞きます。しかし、味噌汁も「医食同源」に通じる一品です。

塩分が気になる人は、ワカメなどの海藻類やホウレン草、小松菜、カボチャ、ジャガイモ、大根、レンコン、里芋、サツマイモなど、カリウムの豊富な食品を具にたっぷり入れてつくりましょう。カリウムには、ナトリウムの害を軽減する作用があります。

また最近では、スープの専門店が駅ビル内にできたり、コンビニエンスストアでも常温のお茶が売られたりするなど、体を冷やさない努力をする人が多くなっています。これはとてもよいことです。

名著『免疫革命』の著者の故安保徹新潟大学名誉教授は、免疫力には体温が非常に重要であり、36度以下の低体温があらゆる病気のもとになっているとしています。また、健康な人の体温は36・5度程度であり、37・2度くらいまでは健康な状態と話されていました。「体温を1度上げると免疫機能が30パーセント上昇する」ともいっています。

体温を上げるには、温かいものを食べ、冷たいものはとりすぎないという毎日の食生活も大事なのです。

免疫力を高める「ボーンブロス」

私が免疫力を高めるために今、毎日お昼に食べているのが「ボーンブロス」です。

ボーンとは「骨」、ブロスは「だし汁」。骨を煮出してつくるスープのことです。

肉や魚の骨や軟骨、あるいは骨の周辺の肉には、良質のたんぱく質やアミノ酸がたっぷり含まれています。コラーゲンやプロリン、グリシン、グルタミンなどです。

これらは、腸の上皮細胞や毛細血管の細胞の再生に、とてもよい材料になります。そんな重要な栄養素が、骨をグツグツと煮ることで、しみ出してきます。

ボーンブロスをつくるとき、わが家では鶏の手羽中を使います。手羽中は手羽先のとくに脂肪の豊富な羽先部分をカットしたものです。コラーゲンが多く含まれていて、煮込むとトロッとしてとてもおいしくなります。

ボーンブロスはほぼ毎日つくるので、手羽中をたくさん買い置きし、冷凍しておきます。1回に使うのは、1人2個。よぶんな脂を落とすために、わが家ではお湯にサッとくぐらせてから使います。

また、冷蔵庫にある野菜を3種類以上加えています。たとえば、キャベツやニンジン、大根、玉ネギ、ブロッコリー、カボチャ、キノコ、ゴボウ、トマトなどです。旬の野菜も入れます。買い置きしておく野菜を選ぶポイントは、腸内細菌のよいエサになる食物繊維やオリゴ糖が多く含まれていること、「フィトケミカル」が豊富であることです。

フィトケミカルとは、抗酸化成分のことで、現代人がとくに積極的にとったほうがよい栄養素の一つです。詳しくは次項と次々項でお話しします。

手羽中と、食べやすい大きさに切った野菜3〜4種類を30〜1時間グツグツと煮込みます。そこにコンソメスープのもとを1つ入れ、塩・コショウで味を整えます。

ここに、藤田家では高麗人参茶を1パック加えます。

高麗人参は、「漢方の王様」「不老不死の薬」と昔からいわれてきました。主要成分であるサポニンには、免疫機能を高め、老化を抑え、血流をうながし、脂肪が蓄えられるのを防ぐ働きがあります。

ただ、貴重な食材であるため、毎日使うのは大変です。そこで、高麗人参のエキスを顆粒にした高麗人参茶を1パック入れることにしました。これをスープに加えると、サッと溶けて手軽ながらうま味と風味が増して、おいしくなります。

最後に、卵を1人1個入れて、ほんの少し火を加えたらできあがり。卵は「完全栄養食」といわれるほど、さまざまな栄養素が豊富です。ですから、1日1個は卵を食べ、栄養バランスを整えるようにしています。

そうしてスープ皿に盛りつけたら、食卓のうえでリンゴ酢を加えます。リンゴ酢にはカリウムが豊富です。

この1杯を、わが家では毎日お昼に食べることで、腸をポカポカと温め、免疫力が高まるよう働きかけています。

簡単にできますから、朝食につくって食べるのもおすすめです。

ビタミンC、ビタミンEをもっととろう

現代を生きる私たちは、体内で「活性酸素」を発生させやすい環境で生きています。活性酸素とは、酸素よりもはるかに強い酸化力を持つ成分です。

活性酸素は、酸素を使ってエネルギーを産生する際に、わずかに発生します。免疫細胞が異物を排除する際にも、活性酸素が放出されます。その強い酸化力で異物を倒していくのです。ほかにも、新陳代謝の機能をはじめ、生体内で重要な役目をたくさん持っています。

ですから本来、体に必要なものなのです。でも、過剰に発生してしまうと、自らの細胞も酸化して傷つけ、老化に追いやってしまいます。免疫細胞もダメージを負いますし、腸内細菌も減ります。腸の上皮細胞も傷つき、内臓や血管の老化も起こってきます。こうなると、がんや生活習慣病のほか、さまざまな病気の原因になってしまうのです。

こうしたリスクを回避するために、人体の各組織には抗酸化酵素と呼ばれる活性酸素

を無害化する成分が存在しています。前述した、唾液に含まれる抗酸化成分もその仲間です。

大事なのは、活性酸素の生成と消去のバランスを保っていくことです。

ところが、体内でつくられる抗酸化酵素は、加齢とともに減少してしまいます。人の体が加齢とともに老化が進み、免疫力も低下しやすくなるのは、20代をピークに抗酸化酵素の生成が減るためです。活性酸素の害を負いやすくなるのです。

では、活性酸素のバランスを保つには、どうするとよいでしょうか。

1つめには、活性酸素を発生させやすい生活を改めることです。

紫外線・放射線を浴びること、大気汚染、喫煙、酸化された食物をとること、薬剤や食品添加物など化学合成品をとること、そして家電から発生する電磁波を浴びることは、体内にて活性酸素の発生量を増やす原因になります。いずれも文明化の弊害ともいえるものたちです。

また、虚血やストレス、病的な状態や、過度の運動も酸化を促進します。

活性酸素による酸化ストレスを防ぐには、こうしたことをできる範囲でよいので、生活からとり除いていくことです。

２つめには、活性酸素の過剰発生を抑える食品を毎日の食事からとることです。ビタミンＣやビタミンＥなど、ビタミン類を含んだバランスのよい食事は、活性酸素の過剰発生を抑制してくれます。

ビタミンＣは、キャベツやピーマン、ブロッコリー、菜の花、キウイフルーツ、イチゴ、柑橘類、ジャガイモなどに豊富です。

ビタミンＥは、ナッツ類、モロヘイヤ、カボチャ、ホウレン草、アボカド、オリーブオイルなどに多く含まれています。

抗酸化力のある野菜をたっぷり食べよう

活性酸素対策として、もう一つ大事なのが「フィトケミカル」の摂取です。

「フィト」とはギリシャ語で植物、「ケミカル」は化学物質の意味。植物のなかに含まれる化合物のフィトケミカルには、強力な抗酸化作用があります。

具体的には、植物性食品の色みや香り、辛み、苦み、渋みなど、植物の持つ独特の風味の成分です。たとえば、

◎植物の色素やアクの成分で、葉や花、茎、樹皮などに含まれる「ポリフェノール」
◎緑黄色野菜や海藻などに含まれる色素成分の「カロテノイド」
◎ネギ類の香りの成分や、大根やからし菜などの辛み成分「イオウ化合物」
◎ハーブ類やかんきつ類の香りや苦みの成分である「テルペン類」
◎キノコ類に含まれる不消化多糖類の「β-グルカン」
◎ビタミンCやビタミンEなどの抗酸化ビタミン

などです。

毎日の食事のなかで、フィトケミカルを豊富に含む食品をまんべんなくとっていきましょう。難しく考えずとも、ボーンブロスや毎日の味噌汁の具として使っていくとよいのです。

私のいち推し野菜は「キャベツ」

野菜のなかで、私が毎日食べる、いち推しの野菜はキャベツです。

キャベツには、強力な抗酸化作用を持つイソチオシアネートというフィトケミカルが含まれます。このフィトケミカルには、ピロリ菌や大腸菌など、増えすぎると悪さを始める悪玉菌の増殖を防ぐ作用も期待されています。免疫増強作用のあるビタミンＣ、胃腸の粘膜の修復に働くビタミンＵも豊富です。

またキャベツは、腫瘍壊死因子（ＴＮＦ）を産生する作用が強いことがわかっています。ＴＮＦとはマクロファージが分泌する物質で、がん細胞を殺す作用があります。

帝京大学薬学部の山崎正利名誉教授らは、マウスを使った実験で、果物や海藻、野菜などをジュースにして飲ませ、効果を検証しました。すると、キャベツやナス、大根などにマクロファージを活性化する成分が多く含まれているとわかりました。

その効果は、抗がん剤のインターフェロンに劣らないとのことです。身近な食材にこそ、すごい力があるものです。

「毎日、野菜を食べるのは大変」といってサプリメントに頼っている人もいるかもしれません。しかし、フィンランドで行われた介入研究では、β-カロテンのサプリメントを投与されたグループで、発がん率が高くなったという結果も出ています。

β-カロテンは、ニンジンなどに豊富なフィトケミカルで、免疫力を高める作用があります。ニンジンなどの野菜から摂取すれば免疫力を高めてがんを抑える力を期待できるのに、サプリメントなど精製された単一の成分でとると、反対に発がんをうながす危険性を持ってしまうこともある、ということです。

よって、フィトケミカルやビタミン類は、新鮮な野菜や果物からバランスよくとることが何よりも大切です。

抗生物質を気軽に飲んではいけない

「薬に頼りすぎない」

という意識を一人一人が持つことも、免疫力を高めるには必要でしょう。

新型コロナ流行の今、ワクチン開発のニュースがたびたび流れます。ただ、ワクチン接種の前にまず私たちが考えなければいけないのは、感染しても無症状あるいは軽症ですむよう、ここまでお話ししてきた方法を実践して、ふだんから自然免疫を高めていくことです。

薬の服用が必要なことはもちろんあります。反対に、必要のないこともあります。必要のない薬は、気軽に飲まないことです。

とくに、抗生物質の服用には注意しましょう。この薬は、医師に処方された、本当に必要なときにのみ飲む薬です。

風邪で抗生物質が処方されていたことが、つい最近までありました。風邪の場合、抗生物質は必要のない薬です。風邪を起こすのはほとんどがウイルスで、抗生物質は効きません。抗生物質は細菌の増殖を防ぐ薬だからです。ところが、風邪で抗生物質を出す医者がとても多かったのです。

これは医者だけの責任ともいえません。風邪で受診した人に、なんの薬も処方せずに帰してしまうと、「あの医者は、薬をくれなかった」などと文句をいう患者が多かったのも、また事実です。

しかし、抗生物質は気軽に飲むには、危険な薬です。細菌を排除する作用の強いこの薬は、私たちの腸内フローラを劇的に変化させてしまうからです。腸内フローラの多様性を奪い、その能力を変えてしまいます。

多様性を失った腸内フローラは、免疫力を低下させます。また、コレステロールの吸収やビタミン類の生成、食物の消化吸収などの機能を衰えさせることになります。

抗生物質の服用でとくに問題となるのは、子どもや高齢者です。

子どもや高齢者の腸内フローラは安定しておらず、多様性も乏しくなりやすいので、抗生物質による治療後、もとの状態になかなか戻らないのです。

スウェーデンのある研究では、子どもが抗生物質を飲んだ2カ月あとも腸内フローラは変化したままで回復せず、しかも腸内にはビフィズス菌や乳酸菌などの善玉菌より、悪玉菌のほうが多くなったという結果が出ています。

また、アイルランドの高齢者を対象にした同様の試験では、2つの結果が出ました。

抗生物質による治療後も腸がなかなかもとの状態に戻らない高齢者と、すぐに戻った高齢者にわかれたのです。

両者は何が違ったのでしょうか。答えは回復力です。腸内細菌の数や多様性がもとどおりになる回復力が、両者を隔てました。その回復力とは、ここまでお話ししてきたような食事や日々の生活のしかたで大きく違ってくることになるのです。

「キョウイク」と「キョウヨウ」の尊さ

コロナ禍の生活は、窮屈で大変なことも多いですが、こんな状況だからこそ、私たちに必要なのは発想の転換です。

私もすでに80歳を超えました。人生が長くあるということは、それだけ人生を楽しめるチャンスに多く恵まれたことだとの発想を大切にしています。そのチャンスを活かすことが、自分の人生を活かすことにつながります。

私たちは今、ともにコロナ禍を生きています。それをも含めた私たちの人生です。

「踊る阿呆に見る阿呆、同じ阿呆なら踊らにゃ損々」というように、どうせ同じ人生ならば、今ある生活のなかで自分らしく楽しまないと損ではないでしょうか。

心理学者の多湖輝さんは、100歳になっても脳を元気に動かすには「キョウイク」と「キョウヨウ」が必要と述べています。これは教育と教養のことではありません。「今日、行くところがある」と「今日、用がある」ということだそうです。

自粛期間中、私たちは「キョウイク」と「キョウヨウ」を思うように行えませんでした。そんななかでも、自ら予定をつくり、可能な範囲で外に出て、楽しみを持つことはできました。大きな喜びではなくても、小さな喜びを積み重ねていくことでも、私たちは人生を楽しむことができるものです。

つまり、自分の意志を持って動くところに元気のもとが転がっている、ということです。おもしろそうと思ったものに好奇心を持ち、自分からどんどんアクションを起こしていく。そうすることで、体も心も健康でいられるのでしょう。

免疫力の7割は腸でつくられますが、残りの3割は心でつくられます。

免疫力を高めるために、高価な薬や難しい方法はいりません。大切なのは、今日、明るい気持ちで過ごせるかどうか。気分が暗くなりがちなときには、そんなにおもしろいことがなくても、声を出して笑ってみることです。笑顔をつくれば、脳は「今が楽しんだな」と勘違いをし、心を明るくし始めます。

そうして笑顔をつくり、楽しく生活しましょう。腸内細菌が喜ぶものを食べましょう。自然と親しみましょう。適度に運動をしましょう。ポジティブな思考をしましょう。規則正しい生活を送りましょう。

こんな簡単なことで、免疫力は高まっていくのです。

おわりに

「和を以て貴しとなす」という聖徳太子の言葉があります。

わが国最初の憲法である十七条憲法の第一条であり、この言葉は今もなお日本人の心に深く刻まれています。

「和」つまり「協調」。ここを日本の心としたこのシステムは、長い間、安心・安全な環境をつくってくれました。

でもそれは結果的に、多様性を受け入れず、個性を発揮することなく、自分を集団のなかで抑圧し、空気を読むことばかり覚えてしまう国民性をつくってしまったようにも思います。

私は、過去に世界の約70カ国をめぐり、70代までは毎夏インドネシアに滞在して医療調査を行ってきました。

外から日本を見ると、「日本とは不思議な国だなあ」と感じることが多くありました。

その不思議さを今のコロナ禍でもたびたび感じます。

たとえば、政府が「Ｇｏ Ｔｏキャンペーン」をスタートさせようとしたとき、「なぜ今なのか」「ウイルスを拡散させるだけだ」と大変な批判が集まりました。ところが、いざ始まると、キャンペーンを活用する人が多く、予算が早々に足りなくなってきたとも報道されました。

人が外に出ると、ウイルス拡散の状況を見れば、感染者が増えるのは当然です。そこを理解して、Ｇｏ Ｔｏキャンペーンの利用を一人一人が考えたはずです。

しかし、いざ感染者数が急増すると、再び「Ｇｏ Ｔｏキャンペーン」がよくなかったのではないのか、と批判が出てきました。割引で旅行や食事ができると喜んでいたはずなのに、状況が変わるだけで批判的な感想を持つ人がいっせいに増えるのです。

そんなときに出てくるのが、「国や行政主導で、対策をもっと厳しくするべきだ」「国の対応が遅すぎたのではないか」という意見です。

多くの国の人たちは、国に自主性を規制されることを嫌います。ところが、日本の多くの人は、国民の行動に対策を講じることのできない主導者を責めます。その意見からは、自主性を奪われることより、「国がなんとかしろ」という思いの強さを感じずにいられません。

つまり私たち日本人は、集団のなかで横並びでいることや、指示を仰いで生きているほうが楽、という性質を持ってしまっているのでしょう。難しいことを考えなくてもよいし、失敗の責任をとらなくてもよいからです。

不顕性感染者を多く出すこのウイルスは、今後も感染者を増やし続けるでしょう。新型コロナを人間社会から追い出すことは、もはやできないと思います。インフルエンザや風邪のウイルスたちのように、不本意であったとしても、私たちは彼らと共生する道をたどっていくしかないのでしょう。

ただし、共生相手としては、今わかっていることだけで述べることになりますが、インフルエンザよりイヤな相手ではないでしょう。もちろん重症化してしまえば、本文で述べたようにサイトカインストームを起こし、呼吸困難など大変な症状を引き起こすことになります。しかし、感染して発熱する人数はインフルエンザほど多くなく、重症化率も死亡率も低いのです。

しかも、感染しても発症させない方法もわかっています。それが、本文でお話ししてきた「自然免疫力を高める」ことです。

このコロナ禍で右往左往する社会を見ていると、マハトマ・ガンディーの言葉を思い出します。

信念が変われば、思考も変わる
思考が変われば、言葉も変わる
言葉が変われば、行動も変わる
行動が変われば、習慣も変わる
習慣が変われば、人格も変わる
人格が変われば、運命も変わる

（『思考のすごい力』ＰＨＰ研究所）

もし、新型コロナの本当の姿を知るために、「感染者数を見る」という考えを変え、

「死亡者数のみを見る」との信念を持ったならば、今の社会の見え方はまるで違ってくるでしょう。ここから始まる私たちの運命も、日本の運命もまったく違うものとなるはずです。

こんなことをいうと、医療現場がひっ迫し、医療従事者に大変な負担を強いることになる、軽はずみなことをいうな、とお叱りを受けてしまうかもしれません。

でも、そう思うならば、薬剤で身の回りの微生物を徹底的に排除するような超清潔思考の信念を捨て、皮膚常在菌や腸内細菌を大切に育てていこうという信念を持つべきです。

手軽でよく噛まなくてもおいしいと感じるような食事を好き勝手に食べるのではなく、腸内フローラの多様性を豊かにできる食事をして、毎日理想の排便をできるよう行動を変えるべきです。

人間本来のサイクルを無視した昼夜逆転の生活習慣を変え、睡眠時間をきちんととる習慣を持つことです。

そうやって暮らしを整えていけば、腸内フローラが豊かになり、幸せや喜びを感じる力も高まり、ストレスへの耐性が強まっていくはずです。

こうなると、自然免疫力も自ずと上昇し、感染しても発症しない、発症してしまったとしても重症化させない体質が築かれます。つまり、運命も変わるのです。

一人一人が自然免疫力を高める努力をしていけば、医療現場をひっ迫させるという問題も不安も消えてなくなるでしょう。

つまり、私たちが今すべきことは、今まで慣れ親しんできた自分の信念を見直して、思考や習慣を変える意識を持つことなのです。

私たち一人一人の信念の変化が、コロナにうんざりする日本を、そして世界を変える原動力になる。そうだとしたら、今から始めてみる価値は高いと思いませんか。

感染症と免疫力

腸内細菌博士が教える新型コロナ予防法

著者　藤田紘一郎

2021年2月10日　初版発行
2021年3月5日　2版発行

藤田紘一郎（ふじた・こういちろう）
1939年旧満州生まれ。東京医科歯科大学卒業。東京大学医学系大学院修了、医学博士。テキサス大学留学後、金沢医科大学教授、長崎大学教授、東京医科歯科大学教授を経て、現在東京医科歯科大学名誉教授。専門は寄生虫学、熱帯医学、感染免疫学。1983年寄生虫体内のアレルゲン発見で小泉賞を受賞。2000年ヒトATLウイルス伝染経路などの研究で日本文化振興会・社会文化功労賞、国際文化栄誉賞を受賞。主な著書に『アレルギーの9割は腸で治る！』（だいわ文庫）、『毛細血管は「腸活」で強くなる』『アレルギーと腸内細菌』『免疫力 正しく知って、正しく整える』『腸内細菌博士が教える免疫力を上げる食事術』（いずれもワニブックス【PLUS】新書）ほか多数。

発行者　佐藤俊彦
発行所　株式会社ワニ・プラス
〒150-8482
東京都渋谷区恵比寿4-4-9
電話　03-5449-2171（編集）
発売元　株式会社ワニブックス
〒150-8482
東京都渋谷区恵比寿4-4-9　えびす大黒ビル
電話　03-5449-2711（代表）
装丁　橘田浩志（アティック）
柏原宗績
編集協力　高田幸絵
DTP　株式会社ビュロー平林
印刷・製本所　大日本印刷株式会社

本書の無断転写・複製・転載・公衆送信を禁じます。落丁・乱丁本は㈱ワニブックス宛にお送りください。送料小社負担にてお取替えいたします。ただし、古書店で購入したものに関してはお取替えできません。
© Koichiro Fujita 2021
ISBN 978-4-8470-6178-3
ワニブックスHP　https://www.wani.co.jp